ANDREA MICUS

Sex Ü60

So bewahren Sie sich Lust und Liebe
Der Ratgeber für ein erfülltes Sexualleben

humboldt

INHALT

„So gut wie jetzt war mein Sex noch nie!“ 6

Die Generation 60 lebt auf der Überholspur! 7
Sex macht nicht nur Spaß, sondern auch jung 18
Warum uns Sex so wichtig ist 22
Niemand ist für Sex zu alt 25
Darum ist der Sex im Alter besser denn je! 32

Zehn Störfaktoren, die der Generation Ü60 die Lust an der Lust nehmen 38

1. Gesellschaftliche Probleme und mediale Aufmerksamkeit 39
2. Lange Partnerschaft 41
3. Zu wenig Männer 43
4. Schwierigkeiten bei der Partnersuche 46
5. Veränderungen des Körpers 50
   Veränderungen bei der Frau 50
   Veränderungen beim Mann 51
6. Krankheiten 52
7. Depressive Verstimmungen 54
8. Übergewicht 54
9. Leistungsdruck 56
10. Alters-Ängste 59

Die häufigsten Sex-Probleme bei Männern und was man dagegen tun kann 60

Impotenz 60
Vorzeitiger Samenerguss 73

Die häufigsten Sex-Probleme bei Frauen 85

Fehlender Partner ... 86
Mangelnde Zärtlichkeit ... 86
Schlechte Qualität des Liebesspiels ... 87

Sex-Probleme, unter denen beide leiden 89

Blasenschwäche ... 89
Sexuelle Lustlosigkeit ... 92

Was ist eigentlich „guter Sex"? 101

Was man für ein gutes Sex-Leben konkret tun kann – allein! 106

1. Entdecken Sie Ihre eigenen Bedürfnisse – und stehen Sie dazu! ... 106
2. Akzeptieren Sie sich so, wie Sie sind! ... 107
3. Reden Sie darüber! ... 108
4. Trainieren Sie Ihren Beckenboden ... 108
5. Geben Sie nichts auf Sex-Mythen ... 109

Was man für ein gutes Sex-Leben konkret tun kann – zu zweit! 110

1. In langen Beziehungen wieder für Frische sorgen ... 110
2. Auf den Moment achten ... 116
3. Was Frauen und Männer gerne hören ... 119
4. Erotische Gespräche wecken die Lust ... 120
5. Schreiben Sie einen Liebes- oder Sex-Brief ... 122
6. Aufregende Lektüre zu zweit und mehr Möglichkeiten, sich spielerisch näher zu kommen ... 124
7. Gutes Essen ... 125

8. Sanfte Tipps, die Lust machen **126**
Ab in die Wanne 127
Hände sagen mehr als 1000 Worte 128
Schnuppern Sie lustvoll 128
Schalten Sie den Stress weg 128
Essen Sie sich in Form 129
Solo-Sex hält sex-fit 129

So bringen Sie sich gegenseitig in Fahrt **132**

So werden Sie ein unvergesslicher Liebhaber **132**
Zehn Tipps für den Erfolg **134**
1. Übernehmen Sie die Initiative! 134
2. Verführen beginnt mit Lachen! 134
3. Seien Sie relaxed! 134
4. Geben Sie Sicherheit! 135
5. Verwöhnen Sie die Brüste! 135
6. Küssen Sie mit Leidenschaft! 136
7. Legen Sie Hand an! 136
8. Erst sie, dann Sie! 136
9. Der feine Unterschied macht's! 137
10. Richtig stoßen! 137

So werden Sie eine unvergessliche Liebhaberin ... **138**
Zehn Tipps für den Erfolg ... **138**
1. Spielen Sie mit der Offenheit! ... 138
2. Kopfkino einschalten! ... 139
3. Spannung aufbauen! ... 139
4. Küssen Sie richtig! ... 139
5. Küssen Sie ihn überall! ... 140
6. Verwöhnen Sie seinen Penis! ... 140
7. Halten Sie Augenkontakt! ... 140
8. Lassen Sie die Muskeln spielen! ... 141
9. Werden Sie zum Showgirl! ... 141
10. Sorgen Sie für Highlights! ... 141

Zum Schluss: Das sollten Sie ganz allgemein über Sex wissen **143**

Bloß nicht! Die „No-Gos" beim Sex ... **143**
Stimmt das überhaupt? Lassen Sie sich von Sex-Mythen nicht irritieren! ... **147**
Hätten Sie das gewusst? – Das Sex-Lexikon ... **153**

„SO GUT WIE JETZT WAR MEIN SEX NOCH NIE!“

Knapp 22 Millionen Menschen sind bei uns über 60 Jahre alt. Sie nennen sich Best Ager, gründen engagiert Geschäfte und umreisen neugierig die Welt. Die Werbung plant die immense Kaufkraft dieser Altersgruppe begeistert in ihre Etats ein und das Netz hat die Silver-Surfer mit großer Freude für sich entdeckt. Modemagazine küren Senior-Models und auf den Fernsehbildschirmen sind neuerdings Moderatoren zu sehen, die man bis vor wenigen Jahren noch sang- und klanglos in den Ruhestand geschickt hätte. Große Unternehmen holen ihre bereits ausrangierten Rentner vom Abstellgleis zurück, weil sie das Fachwissen der Senior-Experten schätzen.

Die Generation 60 lebt auf der Überholspur!

Statt sich zur Ruhe zu setzen, wollen sie mit Vollgas in die zweite Lebenshälfte starten und damit immer schneller, weiter, höher hinaus. Früher sang Curd Jürgens „60 Jahre und kein bisschen weise." Heute könnte man das „weise" durch „leise" ersetzen. Der runde Geburtstag wird zur Startrampe. Die Gesellschaft zieht mit. Nur bei einem Thema herrscht das große Schweigen. „Sex" und „60" passen nicht so richtig zusammen. Irgendwie mag man damit nichts anfangen. „Muss das noch sein?", denken die Jüngeren, und hinter vorgehaltener Hand fragen sie, „Können die überhaupt noch?"

Dabei ist die Frage überflüssig. Denn nichts spricht dagegen, dass Sex mit 60, 70 und 80 Jahren genau so viel Spaß macht wie mit 20, 30 und 40 Jahren. Nur will das keiner so richtig wissen. Bis auf die, die über 60 sind. Die interessiert das brennend. Sie wissen aus Erfahrung, was Sex ihnen alles gibt: Liebe und Bindung, Genuss und Wohlbefinden, Lebensfreude und Gesundheit. Und sie sehen überhaupt nicht ein, warum ausgerechnet sie von „der schönsten Sache der Welt" lassen sollten, nur

> **„Durch die Leidenschaft lebt der Mensch, durch die Vernunft existiert er bloß."**
>
> *Nicolas Chamfort*

weil sie nicht mehr jung und knackig sind. Sie wollen nicht von der Lust ausgegrenzt werden, ausgerechnet jetzt, wo Sex allgegenwärtig ist. Und so melden sie sich auch hier zu Wort. Vor einigen Jahren noch vorsichtig und verschämt, mittlerweile immer eindringlicher. Seht her, wir sind zwar nicht mehr so frisch wie ihr, aber wir bekommen auch mit, was alles möglich ist.

Denn noch nie war Sex so sichtbar und leicht verfügbar wie heute. Man spricht offen darüber, selbst nur locker Bekannte tauschen leger ihre Vorlieben aus. In den Medien ist Sex auf allen Kanälen präsent. Die Werbung hat den Spruch „Sex sells“ verinnerlicht und noch nie so viel aufreizend nackte Haut präsentiert wie heute. Eindeutige Begriffe surren jedem um die Ohren und wenn man abends durch die Sender zappt, muss man bei manchen Kanälen besonders schnell auf die „Weiter“-Taste drücken, damit man nicht rot anläuft. Ein mächtiger Stromkonzern macht zur Familienfernsehzeit mit einem Spot Furore, in dem die halbwüchsige Tochter ihre Eltern beim Sex überrascht und die „in- flagranti“-Ertappten nur locker lächelnd „Guten Abend“ murmeln.

> „Alter ist irrelevant, es sei denn, du bist eine Flasche Wein.“
> *Joan Collins*

Auf jedem PC kann man Hardcore-Pornos herunterladen, und 14-jährige Enkelkinder unterhalten sich auf dem

Schulweg über Cunnilingus und Fellatio wie früher über Legosteine und Kuscheltiere. Woher sie schon in diesem Alter ihr Fachwissen haben, ist klar. Das Internet macht's möglich. Jeder kann sich alles via Netz auf den Bildschirm holen. Häufig nicht mal freiwillig. Kennen Sie das auch? Sie tippen arglos zweideutige Begriffe ein und plötzlich blitzen eindeutige Bilder auf, die Sie eigentlich gar nicht sehen wollen. Muss das alles so sein?

Die sexuelle Befreiung ist längst auch eine Befreiung von der Schamgrenze, die uns Menschen eigentlich als Hindernis vor uns selbst schützt. Jetzt ist sie in der medialen Aufmerksamkeitsballerei untergegangen und wir müssen ohne sie auskommen. Denn wie und wie oft es unsere Prominenz, egal ob aus Politik, Film oder Sport gern macht, kann man jeden Morgen in diversen Medien gleich nachlesen oder sehen. Sex ist natürlich. Okay. Unsere Verdauung auch, und doch erzählen wir nicht pausenlos darüber. Besonders den heute 60ern stößt das unangenehm auf. Sie haben ja eine ganz andere Geschichte als die heute 40-Jährigen. Nicht vergessen: Die sexuelle Befreiung der Gegenwart ist noch recht frisch. Erinnern Sie sich an den Aufruhr, der die noch junge Bundesrepublik erfasste, weil Hildegard Knef 1951 in dem Film „Die Sünderin" einen Augenblick lang unbekleidet auf der Kino-Leinwand zu sehen war? In den 50er-Jahren glaubten noch 17-Jährige, dass sie durch einen innigen Kuss schwanger werden könnten. Doch dann kam die Studentenrevolution mit dem lockeren Treiben der Kommune 1 um Rainer Langhans und Uschi Obermeier als Hauptdarsteller. Aus der Zeit stammt auch der Spruch „Wer zweimal mit der Gleichen pennt, gehört schon zum Establishment“, der bis heute überlebt hat. Es gab Oswald Kolle und den „Schulmädchenreport“, und so wusste in den 70er-Jahren der Großteil der Gesellschaft, dass es da noch etwas anderes gibt als Küssen und Petting in den Umkleidekabinen der Schwimmbäder. Sexuelle Aufklärung war gut und wichtig. Man durfte über etwas sprechen, das nicht nur der Erhaltung der Menschheit dient, sondern auch Spaß macht. Frauen nahmen ihre Körperlichkeit wahr, äußerten Wünsche und entdeckten selbstbewusst ihre Sexualität. Und dann rollte die Sexualisierungswelle mit der Wucht eines Tsunamis über uns hinweg. Als 1972 „Der letzte Tango in Paris“ mit Marlon Brando und Maria Schneider erschien, wurden in Frankreich die Kinobesucher mit Infotafeln vor „besonders delikaten“ Bildern gewarnt und in Italien die Hauptdarsteller zu Bewährungsstrafen verurteilt. 1992 erregte Sharon Stone in dem Triller „Basic Instinct“ die Welt, weil sie sich bei einem Verhör ohne Slip präsentierte.

Alles noch harmlos, im Verhältnis zu dem, was wir heute mit „Feuchtgebiete“ und „Fifty Shades of Grey“ erleben können. Oder müssen? Es gibt nichts, was wir nicht gehört, gesehen und gelesen haben. Oder? Alle sexuellen Vorlieben, Besonderheiten und Paraphilien sind schon erzählt und dargestellt worden. Die unfassbar brutalen, aber auch die kuriosen. Wir lesen, dass es Menschen gibt, die es erregt, wenn sie Bäume sehen und dass manche nur Lust bekommen, wenn sie sich im Gedränge an fremden Menschen reiben. Alles ist möglich, Hauptsache, es macht Lust. Komisch nur, dass man die Lustgefühle bei den über 60-Jährigen am liebsten ausknipsen möchte. Normalität und Selbstverständnis von Sex im Alter sind im allgemeinen Jugendwahn unserer Gesellschaft schlichtweg untergegangen. Lange Zeit wollte man sich nicht vorstellen, dass Senioren Sex haben. Man wollte nicht wissen, ob sie es genauso leidenschaftlich wie Teenager miteinander treiben. Ob sich Oldies überhaupt vergnügen und wenn ja, was sie in den Betten treiben, darüber wurde nicht einmal spekuliert. Es wurde ganz einfach totgeschwiegen. Kinder mögen nicht darüber nachdenken, was ihren Eltern Lust bereitet und bei der Großelterngeneration spricht man schnell von „krank“ und „absurd“.

Sex Ü60 ist tabu, zumindest für die, die unter 60 sind.

Am liebsten haben wir Senioren, wenn sie die Enkelkinder hüten und möglichst wenig Aufsehen erregen. Gut, sie können auch arbeiten bis zum Umfallen. Wenn es sein muss, auch verreisen und ihre Renten verjubeln. Aber ihre Körperlichkeit sollen sie bitte mit dem runden Geburtstag ab 60 vergessen. Gerade wenn Frauen nicht dem gängigen Schönheits- und Jugendideal entsprechen, billigt man ihnen ein aktives Sexleben nicht zu. Nur die Jungen und

Schönen dürfen sich atemlos auf den Laken rekeln. Über 60 ist man angezogen und fern der Lust. Sex bekommt einen Mitleidbonus und spielt sich höchstens in Urlaubszentren ab, in denen sich Frauen Liebhaber kaufen. Oder man tuschelt hinter vorgehaltener Hand, wenn sich grauhaarige Männer mit blutjungen Mädchen zeigen. „Klar, der ist reich!“, weiß dann jeder. Was auch sonst. Ohne Geld „tut“ es doch mit alten Menschen niemand mehr. Denn Sex und Falten, Orgasmen und Lebenserfahrung passen für die Jüngeren nicht zusammen.

Wie auch? Sie haben ja keine Bilder dazu im Kopf. In den Medien fallen die Hüllen in der Regel nur, wenn die Protagonisten jung und knackig sind. Wenn sich „die Alten“ lieben, hauchen sie sich vor der Kamera höchstens mal vorsichtig einen Kuss auf die Lippen. Licht aus! Schnitt. Gestöhnt wird nur bis Mitte dreißig. Leidenschaft bleibt den Jungen und Attraktiven vorbehalten. Dann muss sich ihr Umfeld darüber wenigstens keine Gedanken mehr machen. Alte, faltige Körper, die sich lustvoll umschlingen: „Igitt“ oder höflicher: „Nein danke!“ Aber auf jeden Fall will sich das keiner mehr vorstellen.

Aber mittlerweile melden sich die Alten zu Wort. Und nicht mehr leise, sondern sie sorgen gleich für Skandale. Denn die Vorstellung, Sex sei nur für die Jungen, ist seit einiger Zeit bei ihnen in Bewegung geraten.

2008 rüttelte Regisseur Andreas Dresen mit seinem Film „Wolke 9“ die Zuschauer auf. Darin zeigt er die verheiratete 70-jährige Inge, die sich auf eine Affäre mit dem sechs Jahre älteren Karl einlässt – mit tragischen Folgen. Doch bewegt haben die offenen Liebesszenen, die Dresen auf die Leinwand bringt. „Es hat mich angeödet, dass die Gesellschaft immer älter wird, es aber nicht die dazugehörigen Bilder gibt – Liebe und Sex hören ab einem bestimmten Alter scheinbar auf zu existieren“, sagte er in einem Interview.

Dazu passen auch die Erlebnisse der österreichischen Buchhändlerin Elfriede Vavrik. Sie fragt mit 79 Jahren bei ihrem Arzt nach einem Schlafmittel, und der rät ihr stattdessen zu Sex. Anfangs ist sie irritiert. Sie hatte nach zwei gescheiterten Ehen seit 40 Jahren keinen Sex mehr gehabt. Doch dann gibt sie eine Kontaktanzeige auf, bekommt circa 100 Zuschriften und befreit sich von den Moralvorstellungen ihrer Jugend und der aktuellen Spießigkeit und lässt sexuell nichts mehr aus. In ihrem Buch „Nacktbadestrand“ beschreibt sie frei ihre Erfahrungen und landete damit einen Bestseller.

> **„Um seine Jugend zurückzubekommen, muss man nur seine Torheiten wiederholen.“**
> *Oscar Wilde*

Die Frankfurter Allgemeine Zeitung schrieb dazu: „Es hat schon einige Versuche gegeben, den Bucherfolg von

„Feuchtgebiete“ zu wiederholen, aber noch keiner überschritt die Schamgrenze so entschieden wie dieser: Eine Achtzigjährige stürzt sich ins Sexleben und schildert ihre Erfahrungen ohne alle Hemmungen.“

Dresen und Vavrik räumen auf mit Vorurteilen, dass Sex im Alter sowieso nicht klappt, niemandem Freude macht oder schlichtweg nicht stattfindet. Die bisherige Wahrnehmung kippt aus der Spur. Dadurch macht sich in unserer sexualisierten Gesellschaft noch mehr Unsicherheit breit als bisher. Jeder hat sich bestimmt schon einmal eine oder mehrere Fragen gestellt. Bin ich normal? Erlebe ich genug? Bin ich verklemmt, weil ich mich nicht auf alles einlasse? Was verpasse ich eigentlich? Ist das, was ich mir wünsche, schon alles oder werden mir wichtige Informationen vorenthalten? Was ist, wenn ich irgendwann erfahre, dass die halbe Republik täglich multiple Orgasmen hat und ich mit zweimal Sex die Woche zufrieden bin? Und was ist, wenn ich einer Schimäre hinterherlaufe und immer glaube, dass Lust besser, intensiver, ausgefallener sein kann und ich vor lauter Experimentierfreude gar nicht dazugekommen bin, mich auf das zu konzentrieren, was ich längst habe? Die Botschaft ist klar: Wie man's macht, macht man es verkehrt. Und kein Tag kommt mehr zurück. Jetzt stehen auch die Alten auf und feuern die mediale Aufmerksamkeit besonders heftig an. Dürfen sie oder dürfen sie nicht? Gibt es ein Alter, in dem Sex einfach keine Rolle mehr spielt? Oder macht man einfach so weiter wie bisher? Oder soll man jetzt richtig auf die Pauke der ekstatischen Körperlichkeit hauen, weil man nichts mehr zu verlieren hat? Die Gesellschaft möchte all das nicht wirklich ausdiskutieren. Aber 22 Millionen lassen sich nicht stillhalten. Sie wollen Antworten. Was jetzt?

Statistiken können auf der Suche nach Orientierung nur wenig helfen. Es gibt kaum Studien und Untersuchungen über das Liebesleben der Altersgruppe Ü60. Aber was es gibt, spricht eine deutliche Sprache. Zahlen belegen: Es herrscht keine Funkstille in deutschen Seniorenbetten. Nach einer Umfrage sind 82 % der Männer Ü60, die in einer Partnerschaft leben, bis in das hohe Alter sexuell aktiv, knapp 60 %, wenn sie ohne Partnerin leben. 100 % der Männer bis 69 gaben an, sexuelles Verlangen zu haben. Selbst nach dem 75. Lebensjahr waren das noch 80 %. Dazu passt die Aussage von Maximilian Schell, der in einem Interview sagte: „Als ich meinen Vater fragte, ob das mit den Frauen nicht bald aufhört", sagte er: „Nein, das fängt mit 70 Jahren erst an!" Und auch der 69-jährige Robert, ein Ingenieur, bestätigt: „Ich hatte meinen ersten Sex mit 16 Jahren und habe seitdem mindestens dreimal in der Woche Sex – bis heute. Ich merke an meinen Augen und an meinen Kniegelenken, dass ich älter werde. Aber ich merke es nicht an meinem Unterleib. Der ist in Schwung. Ich starte zwar nicht mehr so schnell durch wie früher", sagt er mit einem verschmitzten Lächeln und vergleicht sein Liebesleben mit einer Autobahnfahrt. „Früher habe ich Vollgas gegeben wie ein Rennfahrer auf dem Hockenheimring. Heute fahre ich mit Autopilot auf einem amerikanischen Highway. Vielleicht trügt mich die Erinnerung, aber ich sage heute: So gut wie jetzt war mein Sex noch nie.“ Eine weitere Umfrage besagt, dass in deutschsprachigen Ländern die Menschen Ü60 im Schnitt 78-mal im Jahr Sex haben, sich aber 61 % der Männer und 51 % der Frauen mehr Sex wünschen. Warum sie nicht öfter miteinander intim werden, liegt häufig daran, dass Frauen nicht so oft Lust haben. Das wiederum ist verständlich, denn nur 21 % gaben an, regelmäßig einen Orgasmus zu haben, im Gegensatz zu 72 % der Männer. Das Fazit muss dann lauten: Wenn das mit den Höhepunkten besser liefe, wären sie nur zu gern öfter dabei.

In einer englischen Studie der Universität Manchester sind 54 % der Männer und 31 % der Frauen sexuell bis ins hohe Alter aktiv, und damit sind die Menschen Ü80 gemeint. Und in einer Pariser Online-Untersuchung kam heraus, dass sich die Häufigkeit des Sexlebens zwischen 60 und 70 Jahren so gut wie gar nicht von der zwischen 40 und 60 Jahren unterscheidet. Deutlich weniger Sex haben die Menschen danach erst ab 75 Jahren.

Jetzt sind Sie baff, nicht wahr? Aber wenden wir uns mal von den Zahlen ab. Genaues wissen wir nämlich dadurch nicht, egal wie viel auch künftig gefragt wird. Vermutlich sagt nicht jeder Proband die Wahrheit. Männer mogeln sich bestimmt auch Ü60 gern in die Rolle der tollen Hengste und vermutlich gibt es doch mehr Schamgefühl, als uns die Medien weismachen wollen. Denn es gilt: Auch wenn man schon in viele Schlafzimmer sehen darf, die weitaus größte Zahl der Menschen lässt die Schlafzimmertür geschlossen. Was unter der Decke passiert, gilt als schützenswerte Intimsphäre. Erzählt wird also viel, prüfbare Zahlen sind dagegen selten. Und sie bedeuten dem Einzelnen auch wenig. Mit Zahlen, dass 68 % der Inder mit ihrem Sexleben sehr zufrieden sind, während 56 % der Italiener dagegen nur mäßig zufrieden sind, sollten wir uns nicht aufhalten. Man muss sie nicht auf der eigenen Festplatte im Kopf abspeichern. Sie sind null und nichtig. Wichtig ist aber, dass sich die Generation Ü60 lieben darf, wie und wo sie will, so oft und so lange wie es gefällt. Und dass sie das auch fleißig tut, habe ich in meinen zahlreichen Gesprächen bestätigt bekommen. Mein Fazit: Die Männer und Frauen Ü60 haben wirklich Spaß im Bett. Für sie ist es ganz natürlich, Sex zu haben. So natürlich, dass sie nicht ständig darüber reden müssen. Aber neugierig sind sie immer noch. Sie möchten schon wissen, wie sie in puncto Sex auf der Höhe bleiben, was man tun kann, damit beide glücklich sind und wie man mit den kleinen Stolpersteinen, die das Alter manchmal in den Weg kullert, umzugehen hat. Und dazu gibt es viele – auch praktische – Tipps, die helfen und leicht umzusetzen sind. Wussten Sie übrigens, dass regelmäßiger Sex in jedem Alter vor Krankheiten schützt und das Leben verlängert? Eine Studie der

Universität Philadelphia kommt sogar zu dem Schluss: Je mehr Sex jemand hat, desto gesünder ist er. Und das gilt besonders für Senioren. Im Umkehrschluss heißt das, die Gesunden sind im Bett quietschfidel. Na, wenn das keine gute Nachricht zum Einstieg ist!

Sex macht nicht nur Spaß, sondern auch jung

Mediziner bestätigen seit Langem, dass Sex jung hält. Denn der Körper ist so konstruiert, das ihm Sex einfach guttut. Man sollte ihn sich deshalb gönnen, möglichst regelmäßig und solange, wie es körperlich irgendwie geht, und sich über die positiven Folgen freuen.

Sex entspannt Alltagssorgen abschalten, alles um sich herum vergessen. Wie wunderbar! Wer seinen Körper regelmäßig sexuell auf Touren bringt, baut Stress ab. Die Erklärung ist einfach: Wenn wir sexuell erregt sind, steigt der Blutdruck, das Herz pocht und der Atem geht schneller. Der Körper arbeitet auf Hochtouren, bis zum Orgasmus. Danach folgt extreme Entspannung. Dieses körperliche „Fallenlassen“ baut Aggressionen ab und lockert verspannte Muskelgruppen. Das gilt übrigens auch, wenn die Partner nicht zum Höhepunkt kommen. Und danach rundet ein gutes Buch im Bett das Entspannungsprogramm ab. Klingt gut, nicht wahr?

Sex macht schlank „Ich will keine Schokolade, ich will lieber einen Mann“, sang Trude Herr in den 60er-Jahren und wusste wohl, dass sie damit zwei Fliegen mit einer Klappe schlägt: Sie hat Spaß und wird schlank. Ein prima Tipp der beliebten Sängerin und Schauspielerin. Anstatt eine Stunde zu joggen, sollten Sie sich lieber lustvoll im Bett rekeln! Denn beim Sex sind quasi alle Muskeln in Bewegung und so werden bis zu 350 Kilokalorien verbrannt! Zusätzlich stärken Sie Ihr Herz-Kreislauf-System – noch leidenschaftlicher fit werden geht wohl nicht!

Sex macht schön „Du siehst aber gut aus! Bist du verliebt?“ Wer so fragt, trifft den Nagel auf den Kopf. Bestimmt ging der guten Optik eine spannende Liebesnacht voraus. Beim Sex pumpt das Herz jede Menge Blut durch den Körper und bringt wichtige Nährstoffe dahin, wo sie am besten wirken können. Die Folge: Die Haut wird glatter, reiner und bekommt ein rosiges Aussehen. Die Haare werden seidiger und das Bindegewebe gestrafft. Wer wünscht sich das alles nicht? Also – viel Spaß bei der stimmungsvollen Schönheitskur!

Sex macht unempfindlicher gegen Schmerzen Auf Wolke sieben und ein Brummschädel passen nicht zusammen. Die Endorphine, die beim Orgasmus ausgeschüttet werden, machen nicht nur glücklicher, sondern auch schmerzunempfindlicher. Studien haben gezeigt, dass das Schmerzempfinden bis zu 70 % herabgesetzt ist – und zum Beispiel

Kopfweh oder Magenschmerzen verschwinden. Statt Tabletten zu schlucken, genießen Sie besser die körperliche Liebe!

Sex schenkt erholsamen Schlaf Acht Stunden am Stück durchschlafen? Gerade bei Menschen Ü60 klappt das nicht mehr. Es sei denn ... Beim Sex wird das Kuschelhormon Oxytocin ausgeschüttet, das uns so wunderbar schläfrig und müde macht. Wer schlecht schläft, sollte es daher mal mit abendlicher Leidenschaft versuchen und sich erst danach wohlig ins Kissen kuscheln. Es hilft!

Sex stärkt die Immunabwehr Grippeviren aufgepasst! Jetzt geht es Euch lustvoll an den Kragen. Beim Sex kommt der Körper mit einer Vielzahl fremder Keime in Kontakt – dadurch wird die Immunabwehr trainiert. Eine Züricher Studie hat ergeben, dass sich die Konzentration an „Killerzellen“ im Blut unmittelbar nach dem Orgasmus verdoppelt hatte. Wer regelmäßig, etwa zwei- bis dreimal pro Woche, Sex hat, erhöht außerdem die Konzentration an Antikörpern im Speichel. Wer fleißig im Bett ist, steht die nächste Grippewelle spielend durch!

Sex reinigt Teure Salben und Massagegeräte kann man sich sparen. Es gibt Besseres! Sex regt die Lymphgefäße an, die danach besser und intensiver arbeiten. So können „Abbauprodukte“ schneller abtransportiert werden und damit keinen Schaden an Haut und Gefäßen anrichten.

Faltenbildung und Cellulite werden deutlich abgemildert! Eine gute Nachricht für alle Frauen, die sich an ihren Dellen am Oberschenkel stören!

Sex macht schlau Von wegen Kreuzworträtsel und Sudoku. Weg mit dem Stift! Wer regelmäßig Sex hat, zeigt Studien zufolge eine bessere Konzentrations- und Gedächtnisleistung als sexuell nicht oder wenig aktive Zeitgenossen. Ursache: Sex regt die Gehirntätigkeit an und bringt die Zellen auf Trab. Und wer nicht genug hat, kann noch die Stellungen der indischen Liebesbibel Kamasutra auswendig lernen.

Sex hilft dem Rücken Die kleine Rückenschule war gestern, die Yogamatte kann auch mal im Schrank bleiben. Sex ist quasi Wirbelsäulengymnastik im Bett oder auch sonst wo – denn die typischen Bewegungen lockern Muskeln im Beckenbodenbereich. Sie können sich geschmeidiger bewegen, flexibilisieren Ihr Rückgrat und nehmen eine aufrechte Haltung ein – ideal für einen gesunden Rücken.

Sex beugt Herzbeschwerden vor Die Gefahren von Herz-Kreislauf-Erkrankungen kennt jeder. Das Mittel dagegen nicht. Denn leider wird es nicht häufig verschrieben. Schade! Streicheleinheiten sorgen dafür, dass das Kuschelhormon Oxytocin ausgeschüttet und das Stresshormon Cortisol abgebaut wird. Das wirkt sich positiv auf das Herz-

Kreislaufsystem bzw. den Blutdruck aus. Die Gefahr eines Herzinfarkts oder eines Schlaganfalls wird verringert!

Sex hält die Prostata gesund Eigentlich müsste er verordnet werden. Denn jede Ejakulation fördert das Ausschwemmen infektiöser Keime. Somit dient jeder Samenerguss der Reinigung der Prostata. Vorsicht: Bei einem Infektionsleiden sind Kondome wichtig, damit die Keime nicht in die Scheide der Frau eindringen können!

Doch Achtung: All das klappt nur verlässlich, wenn man sich beim Sex auch Zeit lässt. Denn der Körper braucht ein paar Minuten, bevor die Produktion der Botenstoffe angeregt wird.

Übrigens müssen sich Singles jetzt nicht um ihre Gesundheit sorgen. Auch wer sich allein vergnügt, kann seiner Gesundheit etwas Gutes tun. Sogar schon Fantasien zeigen Wirkung. Ein anregendes Gespräch oder ein spannender Flirt lösen im Körper Reaktionen aus, die den Hormonspiegel bereits in Wallung bringen.

Warum uns Sex so wichtig ist

Aber Sex ist mehr als ein Spaß machender Jungbrunnen. Die eigentliche Bedeutung von Sex besteht darin, dass er uns ein lebenswichtiges Bedürfnis erfüllt: den Wunsch nach Zugehörigkeit, Anerkennung und dauerhaftem, unzertrennlichem Miteinander.

Bestätigung gibt es durch ein Lob im Job, ein anerkennendes Schulterklopfen von Freunden, eine Umarmung von Kindern. Aber wirkliches dauerhaftes Angenommensein, echte Zugehörigkeit, gelebte Wertschätzung, das alles bekommt man nur in der intimen Partnerschaft zwischen zwei Menschen und damit in der Sexualität.

Sex ist also viel mehr als salopp gesagt ein „rein – raus", das uns Freude macht. Es ist ein natürliches Grundbedürfnis. Denn die eigentliche, die tiefe Bedeutung von Sex ist Kommunikation, und zwar in der intimsten Form, die uns Menschen zur Verfügung steht. Wir begegnen, berühren, verbinden uns auf eine Art, die „exklusiv" auf den anderen zugeschnitten ist. Deshalb ist Sex auch nie gleich, so wie auch zwei Menschen nie gleich sind. Wenn wir uns auf jemanden „ganz" einlassen, wollen wir verschmelzen und „eins" werden. Dieses innige, nahe, tiefe Miteinander geht nur auf diese intime Weise und deshalb ist uns Sex so wichtig und bedeutet uns auch viel mehr, als die Lust, die er uns bereitet.

Diese psychische Verbindung, dieses „Berühren der Seelen", das ist das eigentliche Ziel, warum wir miteinander ins Bett gehen. Der Begriff Höhepunkt steht deshalb weniger für einen Knalleffekt oder eine Höchstleistung, sondern für ein entscheidendes Ereignis: Man kommt ganz hoch hinaus, was Zweisamkeit und Miteinander betrifft.

Oder noch einmal anders ausgedrückt: Wir Menschen sind lebenslang auf Bindung und Einigkeit aus. Wir wollen nicht allein sein und keine Einzelwesen bleiben. Lust ist auch allein denkbar. Wir können uns problemlos selbst befriedigen. Dank der wissenschaftlichen Entwicklung können wir auch allein Kinder zeugen. Das Einzige, was wir nicht allein hinbekommen, ist das Gefühl, geliebt und angenommen zu sein. Darum suchen wir nach einem Partner, mit dem wir zusammen leben und schlafen wollen.

KÜSSE UND PARTNERSCHAFT

Die Häufigkeit, mit der sich Paare küssen, spiegelt die Zufriedenheit mit der Beziehung wider. Das lässt sich übrigens nicht auf Sex übertragen. Die Häufigkeit, mit der ein Paar Sex hat, hat mit der Zufriedenheit nichts zu tun. Fazit: Küssen vermittelt besonders viel Nähe und wird als intimer empfunden als Sex.

Die körperliche Erfahrung von Bindung und Zweisamkeit macht uns stark, auch Unbilden des Lebens gemeinsam zu stemmen. Auch darum leben Menschen fast ihr ganzes Leben, viele Jahrzehnte miteinander in einer exklusiven Zweisamkeit. Der 86-jährige Franz und die 82-jährige Ursula aus dem norddeutschen Schleswig sind seit 65 Jahren ein Paar. Beide halten sich auch heute noch gern an den Händen, streicheln sich liebevoll über den Rücken, schmiegen sich beim Fernsehen ganz eng aneinander. „Sie ist meine zweites „Ich“, sagt Franz. „Wenn ich ihre Wärme spüre, ist das mein Leben“. Und Ursula sagt: „Ich lehne meinen Kopf immer gern an seine Brust, höre sein Herz schlagen und fühle mich eins mit ihm, so wie damals, als ich ihn mit 17 Jahren kennengelernt habe. Er ist mein Lebensmensch.“

Hautkontakt dämpft bis ins hohe Alter Stress und schafft Wohlbefinden. Das ist uns mitgegeben aus der Zeit, als wir uns als Baby an die Mutter kuschelten. Das bleibt für immer so. Die Krönung, der Höhepunkt innerer Verbundenheit und körperlicher Bindung, ist die Vereinigung, der Sex, der Lust schafft und die Bindung festigt. Darum wollen wir es lebenslang, immer.

Niemand ist für Sex zu alt

Sex macht also schön, ist wirkungsvoller als Pillen aus der Apotheke und teure Wundermittel, die uns ewige Jugend versprechen. Sex schenkt uns innige Zweisamkeit, die uns glücklich und lebensfroh macht. Es ist unser körpereigenes Anti-Aging-Potenzial, das wir nach Herzenslust ausschöpfen können.

Mit Sex haben wir den idealen „Kick“, um vorzeitiger Alterung vorzubeugen. Wir können uns körperlich und seelisch einfach und freudvoll regelmäßig „auf Trab“ bringen. Besser geht’s nicht. Und die Generation Ü60 hat das auch erkannt und beginnt, zu ihrer Lust zu stehen. Viele holen ganz bewusst nach, was in ihrer Jugend noch verpönt oder gar nicht erlaubt war. Sie sind experimentierfreudig und lieben bewusster, weil die Lebens-Uhr lauter tickt als bei jüngeren Menschen, und sie wissen, dass hier der Ausspruch gilt: wenn, dann jetzt! Sie wollen keine Zeit mehr verlieren, und wenn es sexuell Dinge zu erleben gibt, auf die sie jetzt Lust haben, dann bitte her damit, und zwar sofort. Und wer einmal auf den Geschmack gekommen ist, bleibt es noch lange. Denn nach oben gibt es altersmäßig keine Grenze.

Die 77-jährige Renate erzählt: „Als ich jung war, durfte ich keinen Sex haben. Vor der Ehe „gehörte“ sich das nicht. Dann habe ich früh geheiratet und dachte, dass Sex so sein muss, wie er mit meinem Mann war. Heute weiß ich: Das war nichts Besonderes.“

Denn Renate hat noch spät erlebt, dass es Sex auch ganz anders gibt. Sie war schon Anfang 70, als sie ihren Körper ganz neu entdeckte und ihren ersten Orgasmus hatte. Seitdem kann sie nicht genug davon bekommen.

Renate ist erst in den letzten Jahren offen für raffinierten Sex geworden, worunter sie ganz individuell ungewöhnliche Stellungen versteht. Sie will jetzt die Lust richtig leben. Ihre Partner sucht sie sich nach dem Vorbild der österreichischen Erfolgsautorin Elfriede Vavrik mit Kontaktanzeigen und macht darin keinen Hehl daraus, um was es geht. Sie will keine Bindung. Die hatte sie mit ihrem Ehemann, dessen Bilder die ganze Wohnung schmücken. „Einen besseren bekomme ich nie wieder“, sagt sie und lächelt versonnen, als sie ein Urlaubsbild ansieht, aufgenommen bei einem Mallorca-Urlaub vor nunmehr zehn Jahren. Es war die letzte gemeinsame Reise. Zwei Wochen nach der Rückkehr starb ihr Mann an einem Herzinfarkt.

Sie will auch keine großen Gefühle. Die hatte sie von ihrem verstorbenen Mann und bekommt sie jetzt von ihren vier Enkelkindern. Auch möchte Sie keine aufwendige Freizeitgestaltung. Dafür hat sie ihre Freundinnen. Und um Anerkennung geht es ihr auch nicht. Die bekommt sie durch ihre beiden Ehrenämter bei der „Tafel“ und bei der „Telefonseelsorge“. Renate will nichts außer Sex. Und das nicht in einem biederen Umfeld wie einer Zweizimmerwohnung oder einer Alten-WG, sondern in schönen Hotels mit sympathischen und wohlsituierten Männern. Sie hat Sex mit verheirateten Geschäftsleuten, mit Beamten und Freiberuflern. Meistens sind ihre Liebhaber wesentlich jünger.

„Ich bin niemandem Rechenschaft schuldig. Mein Mann ist tot, meine Kinder bekommen davon nichts mit. Ich nehme mir, was mir guttut. Was ist schon dabei?“ Und warum haben gerade junge Männer an ihr Interesse? Renate lächelt: „Weil ältere Frauen wie ich tabulos sind!“ Bingo!

So wie Renate geht es vielen Frauen und Männern Ü60. Sie sind entweder verwitwet und schon längere Zeit Singles und interessiert daran, Liebhaber bzw. Liebhaberinnen zu haben, bereit, sich auf Abenteuer jenseits einer längeren Beziehung einzulassen. Sie sind offen für alle möglichen Spielarten.

Dabei steht die körperliche Lust bei den meisten allerdings nicht dauerhaft im Mittelpunkt. Sex als Sport oder pure Lustbefriedigung ist für alle Menschen, auch für die Ü60er, nie langfristig das Ziel. Sie machen, genau wie die jüngeren Menschen, irgendwann die Erfahrung, dass sie mit One-Night-Stands und Affären, egal wie aufregend sie auch sind, nicht die ersehnte emotionale Erfüllung finden. Gerade den heute älteren Frauen hat man ja in der Erziehung vermittelt, „eheliche Pflichten“ zu haben. Dafür bekommen sie Bindung und Sicherheit. Das haben sie verinnerlicht. Das wollen sie auch heute. Sowohl Frauen als auch Männer mögen gerade im Alter nicht dauerhaft auf die erfüllende Nähe durch Sex verzichten. Sie sehnen sich intensiv nach einem Menschen, zum Leben, Lieben und – ganz klar – für den Sex! Denn in dem Alter, mit der gewaltigen Lebenserfahrung, weiß man nicht nur, was man will, man weiß auch, was man nicht hat und was einem fehlt. Man möchte auch oder gerade jetzt Kraft finden aus dem anderen, aus dem sich Zeigen und Annehmen, dem nackt und zu zweit sein. Man möchte sich mit einem anderen Körper, einer anderen Seele verbinden und sich Innigkeit aufbauen, die sich wie ein wohlig-warmer Mantel gegen den Sturm des Lebens erweist. Egal wie oft man es schon versucht und erlebt hat und egal wie alt man ist.

Bei Verheirateten ist es sowieso ein Lebensmuster, das sie nicht verlassen. Sie „kommunizieren" weiter über den Sex, egal wie alt sie sind. Das Bedürfnis, miteinander auf dieser Ebene „zu sprechen" bleibt lebenslang gültig.

„Mein Mann war früher im Außendienst und oft tagelang unterwegs. Aber wenn er heimkam und wir uns abends im Bett liebten und später eng aneinander gekuschelt einschliefen, wusste ich immer, dass wir zusammengehören und uns nichts trennen kann", erzählt die 72-jährige Rosemarie. Die körperliche intime Nähe hat ihr Sicherheit gegeben, dass die Beziehung stabil ist, und ihr geholfen, die Trennung auszuhalten. Bis heute ist der Sex für Rosemarie ein verlässlicher Indikator. „So lange mein Mann mit mir schläft, weiß ich, er gehört mir!" Rosemaries gleichaltriger Ehemann Rudi bestätigt das. „Immer wieder intim sein schafft immer wieder den Zustand tiefster Vertrautheit. Davon zehren wir beide im Alltag, weil wir dadurch sozusagen auf einer anderen Ebene miteinander zusammen sind.“

Heißt das, Sex ist immer gleich? Mit 60 Jahren ist er also genauso schön wie mit 20? Nein, man kann es nicht vergleichen. Das Liebesleben ist nicht immer gleich, sondern verändert sich im Laufe des Lebens. Es gibt sexuelle Abschnitte, die in der Regel alle Menschen durchlaufen.

Sex mit 20 ist noch der Sex der Suchenden. Das meiste weiß man von anderen, aus dem Fernsehen, dem Internet und aus Zeitschriften. Man ist experimentierfreudig, denkt aber in erster Linie an die eigene Befriedigung. Man möchte wissen, was das ist, wovon alle sprechen. Sex ist wie die Ware, die man im Supermarkt kaufen kann, in vielen Spielarten und Variationen und man möchte zu der greifen, die einem am besten schmeckt. Doch meistens ist das Ergebnis enttäuschend. Viele junge Männer stürmen im Testosteronüberschwang schnell und unwissend los. Viele junge Frauen haben nie einen Orgasmus. Es gilt: Man nimmt, was man mitnehmen kann. Umgangssprachlich spricht man von „austoben“, bevor man eine feste, möglichst dauerhafte Bindung eingeht. Doch Zärtlichkeit, Innigkeit und Nähe, viel von dem, was eine erfüllte Sexualität ausmacht, findet in diesem Alter überhaupt nicht statt. Man hat ja kaum seinen eigenen Körper erlebt und soll sich dann schon mit einem anderen auseinandersetzen. Das schafft Ängste, Unruhe und ist der Grund, warum der Sex oft schnell vorbei ist. Das Licht bleibt zwar an, aber man versucht nur abzuarbeiten, was man gesehen und gehört hat, und von dem man glaubt, dass es glücklich macht. Eigene Kreativität ist Fehlanzeige. Stattdessen setzt man auf die Technik, die man in den Medien vermittelt bekommt.

Später wird es auch nicht entspannter, weil Kinder, Stress und Mehrfachbelastungen hinzukommen. Und wer immer glaubt, funktionieren zu müssen, kann und will es nicht auch noch im Bett. Die Entspannung geht mit wachsender Verantwortung flöten und damit auch die Voraussetzung, Lust genießen zu können.

Doch die kommt zurück, wenn man älter wird, die Alltagsmühle sich langsamer dreht. Die Kinder sind groß, der Job nicht mehr so wichtig. Es wird einem gleichgültiger, was die Leute von einem denken und man kümmert sich wieder mehr um sich selbst.

> „Essen und Beischlaf sind die beiden großen Begierden des Mannes."
> *Konfuzius*

Ältere Menschen wollen nicht mehr Marionetten sein, für Vorgesetzte den Kaspar machen, gefallen müssen. Sie haben Lust auf Authentizität. Man selber sein, sich so geben, wie man ist. Das schätzen sie als Profit des Alters. Sie kennen jetzt ihre eigenen Bedürfnisse und stehen auch dazu. Deshalb wird Sex in fortgeschrittenen Jahren immer besser. Die Menschen Ü60 sind selbstbewusst und durchsetzungsstark und haben im Laufe ihres Lebens gelernt, dass es beim Sex nicht um Höchstleistung, sondern um Einfühlung und Genussbereitschaft geht. Das haben sie den Jungen voraus und das ist die Trumpfkarte, die sie im Bett ziehen, und die das Mehr an Falten und Dellen ganz locker ausgleicht.

Darum ist der Sex im Alter besser denn je!

Wir haben gelesen: Männer und Frauen sind mit Ü60 sexuell sehr interessiert. Wer in einer festen Ehe oder Partnerschaft lebt, kann sich perfekt ausleben. Aber auch Alleinstehende sind begehrt, sowohl von Gleichaltrigen als auch von jüngeren Partnern. Sie wissen, was es alles gibt und können – endlich – nachholen, was sie versäumt haben. Neugierig probieren sie alles aus, was geht, lassen sich auf Dinge ein, die gesellschaftlich verpönt sind. Mutig macht sie auch die Tatsache, dass sie unabhängig sind. Wenn sie Kinder haben, sind diese erwachsen und bekommen nicht mehr mit, was die Eltern treiben. Der Arbeitsplatz spielt meistens keine Rolle mehr, und auf die Meinung der „Leute“ pfeifen sie sowieso. Auch der körperliche Alterungsprozess kommt ihnen nicht mehr in die Quere – ab 60 steht man dazu, dass der Körper nicht perfekt ist.

Was zählt, ist die Orgasmusfähigkeit und der kann das sowieso alles nichts anhaben. Sie bleibt ein Leben lang erhalten. Viele Frauen berichten, dass der Höhepunkt mit zunehmendem Alter tiefer, länger und stärker wird. Allerdings nimmt die sexuelle Reaktionszeit im Laufe des Lebens ab. Das bedeutet: Es dauert einfach länger, bis sie zum Höhepunkt kommen. Weil das aber parallel auch für die Männer gilt, resultiert daraus kein Problem, sondern ein verlängertes Vorspiel. Und das kommt den Frauen zugute. Aber auch sonst hat das Alter Vorteile: Die Verhütung ist kein Thema mehr. Das führt zu einer neuen Freiheit und Ungezwungenheit. In „jungen" Jahren schielen Männer sehr häufig auf Leistung, Durchhaltevermögen und Standhaftigkeit. Sie probieren in Bezug auf Partneranzahl, Sex-Stellungen oder Sex-Praktiken alles aus. Frauen machen nicht selten Dinge, die sie in Wirklichkeit gar nicht möchten, oder heucheln Gefühle, die sie vielleicht gar nicht empfinden. Ab 60 ist Schluss damit.

Der Druck ist weg. Stattdessen rückt die Zärtlichkeit in den Vordergrund. Die Lust und Liebe zum Partner steht im Mittelpunkt und der Wunsch, sich gegenseitig schöne Stunden zu schenken. Man weiß, was man will. Hat man also Ü60 den besten Sex des Lebens? Was die Lebensvoraussetzungen dafür anbelangt hierzu ein klares „Ja".

Olga, eine 72-jährige Musiklehrerin aus Stuttgart, kann das bestätigen. Sie erzählt, dass sie erst mit 65 Jahren ihren ersten Orgasmus hatte. „Damals hatte ich mich nach 40 Ehejahren scheiden lassen. Sex kannte ich nur als Pflichtprogramm. Mein Mann hat sich nie darum bemüht, dass auch ich etwas davon habe. Er hatte seine Lust und basta. Ich war dazu da, sie ihm zu ermöglichen. Das Schlimme daran: Ich habe es mitgemacht und mir niemals Gedanken darüber gemacht. Ich dachte, das muss so sein. Er ist der Mann und Männer brauchen das.“ Während sie erzählt, schüttelt Olga plötzlich aufgebracht den Kopf. „Ich kann mir heute gar nicht mehr erklären, dass so etwas mit mir möglich war“, sagt sie jetzt laut, und ihre Stimme klingt aufgebracht. „Ich war in keiner Hinsicht ein abgepasstes Weibchen“, betont sie. „Ich habe immer gearbeitet und mein eigenes Geld verdient. Ich hatte eine eigene Musikschule und dadurch viel Anerkennung im Ort. Ich war immer eine sehr selbstbewusste Person. Nur im Bett, da habe ich mich über Jahrzehnte hinweg unsicher abfertigen lassen. Man glaubt es kaum, aber ich habe nicht einmal gesagt, was mir guttun würde.“ Die Ehe zerbricht, weil Olgas Mann eine andere Frau liebt, natürlich eine 15 Jahre jüngere. Er will die Trennung und Olga bleibt zurück, mit ihren unbefriedigenden Sex-Erfahrungen. Wie sie die ändert, erzählt sie locker, offen, ungezwungen. Drei Jahre hat sie nach der Trennung gebraucht, um auch im Bett selbstbewusst zu sein. Geschafft hat sie es durch Zufall. „Ich habe im ersten Jahr nach Gerds Auszug eine Reise nach Griechenland gebucht, genauer nach Kreta. Im Hotel hat mich ein junger Mann angesprochen. Als ich mich auf die Affäre mit ihm einließ, war es mehr aus Frust, weil ich den ganzen Tag allein am Pool lag und mit meinem Single-Status todunglücklich war. Alexis, so nannte er sich zumindest, erzählte mir etwas von Liebe auf den ersten Blick. Erst habe ich gelacht und seine Avancen weggewischt. Aber Alexis war hartnäckig, hat mich abends an die Bar eingeladen. Musik, Wein, Palmen, ich hätte nie für möglich gehalten, dass ich dafür empfänglich bin. Aber ich war's. Wir haben uns im Hotelgarten geküsst. Und als er mit seiner Zunge meine Ohrmuschel berührte, durchzuckte mich die Lust in einer Art, wie ich es noch nie erlebt hatte." Olga spürt seine suchenden Hände auf ihrem Po und sie wehrt sich nicht, als er ihr langsam über die Beine unter ihren Rock fährt. „Als er mir zwischen die Beine fasste, hatte ich das Gefühl, dass mich zum ersten Mal ein Mann dort berührte. Mein Mann war lieblos, fordernd, er hat nur geprüft, ob ich feucht genug war, dass er in mich eindringen konnte. Aber Alexis dachte nicht an seine Lust, sondern an meine. Eine Revolution." Olga ist durch den einfühlsamen, erotisch offenbar sehr versierten Mann so erregt, dass sie es nicht mehr mit ihm bis aufs Zimmer schafft. „Ich habe mich von ihm unter seinen drängenden Küssen an den Strand schieben lassen. Es war August und sehr heiß. Ich hatte nur ein Leinenkleid und einen Slip an. Er zog mich in den Sand,

> **„Ich bevorzuge junge Männer. Sie wissen zwar nicht, was sie tun. Aber sie tun es die ganze Nacht."**
>
> *Madonna*

schob mir das Kleid hoch. Ich zog mir den Slip herunter, er streifte sich ein Kondom über sein erregtes Glied und dann spürte ich ihn in mir. In dieser Nacht hatte ich den ersten Orgasmus meines Lebens, am Strand, unter freiem Himmel, und obwohl ich in der Ferne Stimmen hörte, konzentrierte ich mich nur auf mich und meine Lust. Alexis schob mir den Finger zwischen die Zähne, damit ich darauf beißen konnte und nicht zu laut stöhnte.“

Olga trifft Alexis in diesem Urlaub regelmäßig und Abend für Abend nimmt sie ihn mit auf ihr Zimmer. Dass sein Auto kaputt ist und er ohne die kostspielige Reparatur nicht zur Arbeit kommt und damit arbeitslos werden würde, versteht sie und hilft ihm aus. „Ich weiß nicht, ob es wahr war, aber ich weiß, dass es mir egal war. Denn dieser unglaublich gut gebaute Kerl hat mir meine Sexualität aufgemöbelt und das war jede Summe wert.“

Nach dem Urlaub weiß Olga, wie Sex sein kann, und sie sucht sich ihren Partner nicht nach Ansehen und Geld aus, sondern danach, ob das Sexleben mit ihm erfüllt ist. „Wer sexuell glücklich ist, lebt leidenschaftlicher, engagierter, lebensfroher. Ich bin mit über 70 Jahren jünger, fitter und lebensbetonter als mit 30, und es liegt daran, dass ich regelmäßig Orgasmen habe“, glaubt Olga. Sie hat nach drei Jahren voller sexueller Experimente noch einmal geheiratet, einen zwölf Jahre jüngeren Musiker. „Mein Mann spielt auf meinem Körper wie auf einem Klavier. Seine feingliedrigen Hände sind ein Traum. Aber ich weiß heute auch, wie ich meinen Partner verwöhnen kann. Wir schenken uns gegenseitig Lust. Hinlegen und warten, bis es vorbei ist, für mich kommt das nie wieder in Frage. Ich sage heute, was ich will. Genauso wie mein Mann das tut. Wir sind sexuell ein Team. Wie schön das ist, habe ich als Frau erst spät gelernt.“

ZEHN STÖRFAKTOREN, DIE DER GENERATION Ü60 DIE LUST AN DER LUST NEHMEN

Viele Frauen Ü60 haben solche Erfahrungen wie Olga gemacht. Sie haben viel Lust in ihrem Leben verpasst und wollen jetzt endlich nachholen, was sie vermisst haben. Und sie können die Liebe auch rundherum genießen, wie alle Menschen in diesem Alter. Denn die Voraussetzungen sind dafür bestens. „Die Sexualität des Menschen verändert sich zwar mit den Jahren, aber sie bleibt auch im Alter genauso vielschichtig und individuell unterschiedlich, wie bei jungen Menschen“, sagt Diplom-Soziologe Carsten Brandenberg. Nach seinen Erfahrungen ändert sich am sexuellen Erleben nichts und Sexualität kann genauso genossen werden wie in jüngeren Jahren. Doch es gibt Störfaktoren, die die wunderbarsten Jahre der Lust anfällig machen und der Euphorie einen Dämpfer erteilen können.

1. Gesellschaftliche Probleme und mediale Aufmerksamkeit

Die sexuelle Revolution der 68er hat nur bei den Jüngeren die verstaubten Ansichten aus den Köpfen gepustet. Viele ältere Menschen haben das sexuelle Tabu bis heute verinnerlicht. Besonders Frauen haben damit zu kämpfen. Zur Erinnerung: In den 50er-Jahren herrschten strenge Moralvorschriften. Man hatte keinen Sex vor der Ehe, die Frauen gehörten an den Herd und wurden, wenn sie ein uneheliches Kind zur Welt brachten, regelrecht geächtet.

Frauen, die in diesen Jahren jung waren, haben diese Prägung und – viel entscheidender – häufig keinerlei andere sexuelle Erfahrung als die mit ihrem Ehemann.

Dazu kommen die Vorurteile, die uns die Medien bis heute vermitteln und die fest in den Köpfen verändert sind. Auf ein Buch mit dem Thema „Sex Ü60" gehen die Reaktionen von „Das ist ja widerlich" bis zu „Wie, machen die das noch?"

> **„Sex ist nur schmutzig, wenn er richtig gemacht wird."**
>
> *Woody Allen*

Gegen das Bild der sexuell aktiven Frau nach den Wechseljahren sprechen zwar heute nicht mehr die Moralvorstellungen, aber immer noch die Gewohnheiten. Nur langsam brechen die Mauern zusammen. Als sich die Schauspielerin Uschi Glas 2003 mit 59 Jahren in einem Bikini für eine Illustrierte ablichten ließ, wurde sie kübelweise mit Spott überschüttet. Dabei hat sie nichts anderes getan, als ihren wohlgeformten Körper hübsch verpackt zu zeigen. Doch für eine Frau in Uschis Alter gehört sich das nicht. Kaum auszudenken, was passiert wäre, wenn sie sich noch dahin gehend geäußert hätte, dass sie gern Sex hat. Uschi Glas darf sich in ihrem Alter sozial engagieren und für gesunde Mahlzeiten in Schulen werben. Aber sie darf sich nicht als attraktive Frau mit sexuellen Wünschen fühlen dürfen. Ein Tabu! Und wenn, gilt sie als peinlich und verzweifelt und wird – statt für ihren Mut belohnt zu werden – als Lachnummer abgestempelt.

> „Das Seltsame am Sex ist es, zu sehen, wie ein rationales Wesen zu einem irrationalen wird, wenn wegen der Hormone die Gehirnzellen nicht mehr richtig funktionieren."
>
> *Werner Braun*

Ganz anders, wenn man von vornherein auf Kopfschütteln setzt. Altgediente Sex-Granden wie Hugh Hefner, Richard Lugner und Rolf Eden dürfen auch mit Ü80 noch lautstark auf ihre Sex-Qualitäten hinweisen und sich mit Bunnys umgeben, die die Freundinnen ihrer Enkeltöchter sein könnten. Sie gelten aber nicht mehr als „heiße Hunde", sondern als Kuriositäten, vorgeführt wie auf einem Jahrmarkt. Jeder weiß, dass ihre bizarre Medienattraktivität darauf beruht, dass sie sich so geben, wie es ihnen niemand mehr abnimmt. Oder glaubt jemand ernsthaft, dass die blonde Cathy ihren fast 60 Jahre älteren Richard (Spitzname „Mörtel") aus echter Liebe zugetan ist? Und was „Mörtel" und „Spatzl" im Schlafzimmer treiben, will auch bei aller Neugier niemand wissen. Für groteske Schlüsselloch-Erotik ist der frisch verliebte Ehemann doch zu alt. Es wäre für die Akzeptanz von Sex Ü60 besser, die Begleiterin wäre zumindest auf den ersten Blick als Partnerin denkbar und die Tür bliebe komplett zu.

2. Lange Partnerschaft

Man kennt sich wie kein anderer, weiß um die Schwächen und Stärken und hat jeden Zentimeter Haut erkundet. Paaren, die seit Jahrzehnten zusammen sind, ist nichts mehr fremd beim Partner. Das schafft Vertrauen, Innigkeit und Nähe und all das ist wichtig für eine erfüllende Sexualität. Aber es nimmt auch Spannung und die kann den Sex eintönig machen. Dazu kommt, dass sich nicht alle Paare nach langer Ehe auch noch gut verstehen. Viele sind einfach nur noch zusammen, weil sie den Absprung nicht geschafft haben, aus Bequemlichkeit, aus finanziellen Überlegungen oder auch aus Verantwortungsgefühl. Sie haben sich kaum noch etwas zu sagen, und wenn sie miteinander kommunizieren, zeigen sie sich gegenseitig, wie genervt sie voneinander sind. Es wird kritisiert und gezickt, oftmals sogar subtil verletzt und beleidigt. Das ist natürlich kein guter Nährboden für eine lustvolle Sexualität.

Die lange gemeinsam verbrachte Lebenszeit kann durch vielerlei Komponenten gestört worden sein. Psychologen sehen fünf Punkte, die eine Ehe so schwer belasten können, dass professionelle Hilfe zur Lösung der Beziehungsprobleme nötig ist:

1. Ungelöste Konflikte aus anderen Lebensbereichen (z.B. Finanzsituation, Streit im Familienumfeld), die das Zusammenleben überdecken.
2. Schwerwiegende emotionale Verletzungen durch Seitensprünge oder dauerhafte Respektlosigkeiten.
3. Zu dichte, enge und „verschmolzene" Lebensweise des Paares, die Sexualität absurd und unpassend erscheinen lässt.
4. Krankheiten, die Körper und Seele schwer belasten.
5. Zu große Hemmungen, um über Wünsche zu sprechen.

Hilfe muss in diesen Fällen von außen kommen. Ein Gespräch mit einem Arzt oder einem Psychologen kann einen neuen Weg aufzeigen. Dieser Weg kann schwierig und langwierig sein. Wenn ihn die Partner gemeinsam gehen, kann daraus letztendlich auch neue sexuelle Lust aufblühen.

3. Zu wenig Männer

„Wo sind denn all die Männer hin?“, fragt die 75-jährige Erika und bedauert, dass sie regelmäßig in der Kur auf Partnersuche ist, aber immer nur Frauen kennenlernt. „Die wenigen Männer, die hier sind, sind alle verheiratet. Es ist ja auch sowieso nur eine verlesene Handvoll!“

Der Grund ist einfach: Frauen haben im Durchschnitt eine etwa sieben Jahre höhere Lebenserwartung als Männer, insofern passt in der Gruppe der über 65-Jährigen das zahlenmäßige Verhältnis nicht mehr. Demografen sprechen vom „Frauenüberschuss“, aber genauer betrachtet, ist es ein Männermangel. Wie sich das auswirkt, ist schnell dargestellt: In der Gruppe der 60- bis 69-Jährigen ist das Verhältnis von Männern zu Frauen in etwa ausgeglichen. Bei den 70- bis 79-Jährigen kommen aber schon drei Frauen auf zwei Männer und bei den 80- bis 89-Jährigen müssen sich drei Frauen schon mit 1,5 Männern zufriedengeben. Diese Problematik verschärft sich noch, weil Frauen oft mit etwas älteren Männern liiert sind. Ergebnis: 75 % der über 65-jährigen Männer sind verheiratet, aber nur 28 % der gleichaltrigen Frauen. Die meisten Frauen in dieser Altersgruppe sind bereits verwitwet, einige auch geschieden. Wenn man jetzt noch berücksichtigt, dass Männer gern eine jüngere Partnerin hätten, wird das Dilemma greifbar, und viele Frauen fragen sich wie Erika besorgt: „Wo sind denn die Männer geblieben? Ich finde keinen mehr.“

Doch! Sie sollten sich nur von Vorurteilen lösen und auch auf eine Liebe einlassen, die ihnen auf den ersten Blick unpassend erscheint. So haben viele Frauen Ü60 schon erlebt, dass sich wesentlich jüngere Männer für sie interessieren. Während sich Männer geschmeichelt fühlen, wenn sie von Frauen begehrt werden, die gerade mal halb so alt sind wie sie selber, sind Frauen irritiert. Die weitaus meisten wünschen sich einen Partner, der gleichaltrig ist oder höchstens ein paar Jahre jünger als sie selbst. Aber mit zwei Jahrzehnten Altersunterschied kommen sie nicht gut zurecht. Ihr Gedanke: Der lässt mich sowieso bald für eine Jüngere sitzen. Und wer mit Ü60 sucht, wünscht sich in der Regel einen Partner für eine lange Beziehung. Also bekommt der junge Mann einen Korb. Was viele Frauen nicht ahnen: 10 % der Männer fühlen sich grundsätzlich zu wesentlich älteren Frauen hingezogen, sowohl geistig als auch körperlich. Sie empfinden Lust, wenn die Partnerin reife Haut und Erfahrung hat. Doch da die Frauen ihnen echtes Interesse nicht abnehmen, bleiben auch sie allein. So schreibt die 72-jährige Verena: „Ich wünsche mir einen Mann, mit dem ich zusammenleben kann. Aber die Männer, die sich für mich interessieren, wollen immer nur Sex." Vermutlich irrt sie, sollte ihre Vorurteile beiseitelegen und sich auf die Liebe einlassen. So wie es die heute 69-jährige Gerhild aus Berlin getan hat. „Stefan war ein Freund meines Sohnes und spielte mit ihm in einer Band. Ein großer, intelligenter und fröhlicher Mann. Ich habe mich immer sehr gut mit ihm verstanden. Wenn ich zu einem der Konzerte ging, sind wir oft nach der Vorstellung mit der Truppe losgezogen. Stefan war immer sehr aufmerksam zu mir. Aber dass er in mich verliebt war, nein, das hätte ich niemals für möglich gehalten. Immerhin war er 30 und ich 62 Jahre alt. Aber eines Abends stand Stefan plötzlich bei mir vor der Tür. Er fragte nicht nach meinem Sohn, sondern wollte zu mir. Das hat mich dann schon gewundert. Wir haben zusammen in der Küche gesessen und geredet. Anfangs über Musik, später über das Leben und die Liebe. Irgendwann zog er mich plötzlich zur Seite, nahm meine Hand, und gestand mir seine Gefühle."

Gerhild war damals sprachlos. Dass jüngere Männer sich für reife Frauen interessieren, kannte sie von einigen prominenten Frauen wie der amerikanischen Sängerin Madonna oder der deutschen Schauspielerin Simone Thomalla. Aber diese Frauen sind schön, prominent, wohlhabend. Und Gerhild? Sie ist klein, etwas pummelig und ältlich. Also etwas ganz anderes. Ein junger Mann wie Stefan konnte sich doch unmöglich in sie verlieben. Oder doch? Gerhild mochte das nicht zu Ende denken. Sie wollte ihn nicht verletzen und versuchte, ihn vorsichtig abzuwimmeln. Sie erzählte, dass das nicht ginge und Stefan antwortete, dass es sehr wohl ginge, wenn es sich beide nur wünschten. Gerhild war ratlos. Ihr Herz klopfte. Keine Frage, sie mochte ihn auch. Sehr sogar. Die Zeit mit ihm war wunderschön. Sie konnten sich wunderbar unterhalten, hatten identische Hobbys wie Ausgehen, Lesen,

Konzerte. Sie waren ein Traumteam. Jetzt horchte sie in ihr Herz hinein und war unsicher. Ein paar Tage grübelte sie allein, ein paar Tage redeten sie zu zweit, hielten stumm ihre Hände, waren hilflos und überfordert zugleich. Dann nahm Stefan seinen ganzen Mut zusammen und küsste sie. Ein Kuss, der ihre Ängste und Widerstände brach. „Ich saß knutschend auf dem Sofa wie ein Teenager und dachte mir: Was habe ich zu verlieren? Warum soll ich auf eine große, wunderschöne Liebe verzichten, nur weil der Mann, der mich liebt, ein paar Jahre jünger ist.“ Gerhild und Stefan sind seit dem Tag ein Paar, seit mittlerweile sieben Jahren. Und der große Altersunterschied? „Ich merke ihn nicht“, lacht Gerhild und Stefan meint: „Sie ist meine Frau, mehr interessiert mich nicht.“

4. Schwierigkeiten bei der Partnersuche

Man möchte Händchen haltend spazieren gehen, gemeinsam in den Urlaub fahren, abends vor dem Fernseher kuschelnd einen Spielfilm ansehen und später eng umschlungen zusammen einschlafen – davon träumen alle Menschen. Doch die Partnersuche Ü60 ist nicht nur aufgrund des Geschlechter-Ungleichgewichts nicht leicht. 27 % der Paare lernen sich im Umfeld der Arbeit kennen. Aber der Arbeitsplatz als Flirtumfeld fällt bei den meisten Menschen über 60 Jahren schon einmal weg. Discos und Bars sind auch passé. Da findet man kaum jemand mit einem passenden Alter, und sich auf der Straße einfach so anzusprechen, trauen sich die meisten Menschen auch nicht.

Wie soll man also einen Partner fürs Leben finden? Die Liebe dem Zufall zu überlassen, ist riskant, aber nicht aussichtslos. „Werner ist mir in den Einkaufswagen gefahren", lacht die 72-jährige Greta und erzählt strahlend ihre Geschichte. Ihr Glück begann unerwartet an einem bitterkalten Januarabend. Die ehemalige Betriebswirtin erwartete für den nächsten Tag Besuch und wollte am Abend noch etwas Käse besorgen. Der gleichaltrige Zahnarzt Werner hatte in der Praxis seines Sohnes ausgeholfen und wollte auf dem Heimweg noch einkaufen, um seinen leeren Kühlschrank aufzufüllen. Es war kurz vor 20 Uhr. In wenigen Minuten schloss der Supermarkt vor den Toren Hannovers. „Werner hatte es ziemlich eilig, als er mit dem Einkaufswagen um die Ecke schoss und mir mit Volldampf in die Seite krachte. Ich habe laut gelacht. Die Reaktion hat ihn überrascht. Statt sich zu entschuldigen, sah er mich an, so, als ob er aus einem Traum erwacht sei." Die verwitwete Greta gibt rückblickend zu, dass sie sofort auf seinen Ringfinger geschielt hat. Der war schmucklos und Greta, seit Jahren auf Partnersuche, war jetzt besonders freundlich. „Er hatte

> „Alter schützt vor Liebe nicht, aber Liebe vor dem Alter!"
>
> *Coco Chanel*

eine Flasche Rotwein im Wagen. Darüber habe ich dann ein Gespräch begonnen. Ich fand ihn einfach total sympathisch." Werner ist auch von Greta begeistert. „Sie hat einen tollen Humor. Das mag ich an Frauen." Als beide von der Verkäuferin auf die Ladenschlusszeiten hingewiesen wurden, machte Werner den Vorstoß. „Damit wir beide nicht zu Hause allein essen müssen, sollten wir uns einen schönen Abend beim Italiener machen. Er ist gleich um die Ecke. Kommen Sie mit?" Für Greta kam das zwar alles etwas plötzlich. Sie fühlte sich nicht gut genug geschminkt für ein Date und hatte auch nur ein paar alte flache Schuhe an. Aber sie gab sich innerlich einen Ruck. Der temporeiche Herr war einfach zu sympathisch. Der Rest ist schnell erzählt: Das Abendessen wird zu einem Flirt-Feuerwerk. Zwei Wochen später wissen beide: Wir wollen es miteinander versuchen. Sie sind glücklich geblieben.

Ihre Geschichte liest sich schön, aber vertrauen sollte man beim nächsten Besuch im Supermarkt nicht darauf, dass einem der Traummann in den Einkaufswagen fährt.

Es bleibt noch der aktive Weg: Man muss dorthin, wo sich ein potenzieller Partner aufhalten könnte. Dabei ist es wichtig, auf die eigenen Interessen einzugehen, denn eine Partnerschaft ist leichter, wenn man zumindest teilweise identische Vorlieben hat. Ob im Sportverein, beim Italienisch-Kurs der Volkshochschule, im Ehrenamt oder im

Theaterverein – überall kann der richtige Partner warten. Hundefreunde finden sich in der Hundeschule, Golfspieler im Golfclub, Ruderer im Ruderverein. Wer gezielter suchen will, kann eine klassische Kontaktanzeige aufgeben oder sich in einer der zahlreichen Online-Börsen anmelden.

Doch gerade hier, im „World Wide Web", mit seinen tausendfachen Angeboten fällt ein großer Hinkefuß der Partnersuche auf. Die amerikanische Publizistin Susan Sontag hat es den „double standard of aging" genannt. Danach existieren bezogen auf Männer zwei Schönheitsideale: der drahtige, sportliche junge Mann und der gesetzte ältere Herr mit den grauen Schläfen. Für Frauen gibt es dagegen nur das Ideal des schlanken, langhaarigen Mädchens. Die grauhaarige ältere Dame als Pendant zum älteren Herrn gibt es nicht. Hinzu kommt, dass sich Frauen generell mehr über ihr Aussehen definieren als Männer. Das macht es älter werdenden Frauen schwer, mit einem gesunden Selbstbewusstsein in die Partnersuche zu starten. Ein Fehler! Um zu gefallen, muss man sich selber mögen und selbstbewusst auftreten. Also – Kopf hoch und mutig nach vorne sehen! Der Richtige wartet schon!

5. Veränderungen des Körpers

Jeder kennt die fragenden Blicke in den Spiegel. War die Wangenkontur nicht schon mal straffer? Und warum schlabbern die Oberarme neuerdings? Je älter wir werden, desto mehr spüren und sehen wir die Auswirkungen. Die Haut wird trockener und faltiger, die Gelenke werden unbeweglicher. Die Haare werden dünner und weißer. Aber nicht nur das: Auch unsere inneren Organe verändern ihre Funktion. Wir können vieles nicht mehr so schnell, so zuverlässig, so beiläufig verrichten wie früher. Wir altern! Und das betrifft natürlich auch die Sexualität.

> „Gerne der Zeiten gedenk' ich, da alle Glieder gelenkig – bis auf eins. Doch die Zeiten sind vorüber, steif geworden alle Glieder – bis auf eins."
>
> *Johann Wolfgang von Goethe*

Veränderungen bei der Frau

Bei Frauen sinkt in den „Wechseljahren" der Östrogenspiegel im Blut. Östrogene sind weibliche Hormone, die an der Steuerung des Zyklus beteiligt sind und in der Schwangerschaft eine wichtige Rolle spielen. Östrogene wirken zudem auf den Stoffwechsel und die Knochenbildung. Nach den Wechseljahren nimmt der Östrogenspiegel kontinuierlich ab.

Die Folgen sind:

- Die Scheidenwände sind schwächer durchblutet. Dadurch wird die Scheide bei sexueller Erregung nicht mehr so schnell feucht. Deshalb klagen Frauen oft über Schmerzen beim Geschlechtsverkehr.
- Die Scheidenwände sind dünner und weniger elastisch. Dadurch drücken die Stöße beim Geschlechtsverkehr stärker auf die Blase. Das verstärkt die Harninkontinenz und den Harndrang. Betroffene bemerken beim Wasserlassen nach dem Geschlechtsverkehr ein Nachtröpfeln.
- Die sexuelle Erregbarkeit der Brust lässt nach. Sie schwillt bei sexueller Erregung weniger an, die Brustwarzen richten sich weniger auf.
- Der Körper reagiert langsamer auf sexuelle Reize.

Veränderungen beim Mann

Bei Männern sinkt ab dem 20. Lebensjahr der Testosteronspiegel. Testosteron, das männliche Pendant zum Östrogen, ist das wichtigste Sexualhormon des Mannes. Es ist das Männerhormon schlechthin und für die Steuerung der Sexualfunktionen zuständig.

Die Folgen sind im Alter spürbar:

- Das Gewebe des Penis verliert an Elastizität, dadurch kommt es weniger schnell zu einer Erektion.

- Um eine ausreichende Erektion zu erhalten, ist eine längere und teilweise auch intensivere Stimulierung erforderlich.
- Die Erektion ist schwächer als in jüngeren Jahren, der Penis ist bei Erektionen nicht mehr ganz so steif und der Erektionswinkel lässt nach. Anders ausgedrückt: Ein älterer Mann „bekommt ihn nicht mehr so hoch".
- Die Zeit bis zum Erreichen des Orgasmus verlängert sich.
- Die Menge der Samenflüssigkeit nimmt ab, der Samenerguss erfolgt oft nur noch tröpfelnd.
- Der Penis erschlafft nach dem Orgasmus schneller. Die Zeit, bis eine neue Erektion möglich ist, wird deutlich länger und kann viele Stunden bis Tage dauern.
- Die nächtlichen und morgendlichen Erektionen werden seltener und schwächer.

6. Krankheiten

Man trinkt gern und viel, arbeitet unermüdlich, raucht regelmäßig und ernährt sich von Fast Food. Der Körper steckt das scheinbar alles weg – aber nicht für immer. Meist machen sich die Folgen eines solchen ungesunden Lebenswandels erst im Alter bemerkbar. Diabetes, Bluthochdruck, Gicht, Herz-Kreislauf-Probleme machen vielen Menschen über 60 zu schaffen. Die meisten dieser chronischen Allerweltskrankheiten beeinflussen nicht nur das

Allgemeinbefinden, sondern sind auch die größten Feinde von erfolgreichem und genussvollem Sex im Alter. Dabei sind nicht nur die eigentlichen Erkrankungen ursächlich für die sexuellen Einschränkungen, sondern die Medikamente, die dagegen eingenommen werden und die direkt auf Potenz und Libido wirken. Wenn man jetzt überlegt, wie viele Menschen jenseits der 60 ganze Medikamentencocktails schlucken, muss man sich nicht wundern, dass Erektions- und Libido-Störungen in dieser Altersgruppe so verbreitet sind.

> **„Der Penis gehorcht keineswegs dem Befehl seines Herrn!"**
>
> *Leonardo da Vinci*

Dazu kommt eine erhöhte Unbeweglichkeit zum Beispiel bei Arthrose, Arthritis und Gicht. Wer bei jeder Bewegung höllische Schmerzen hat, denkt garantiert nicht an Sex.

Auch Krebsbehandlungen haben fast immer Auswirkungen auf die Sexualität. Eine Chemotherapie beeinflusst die Durchblutung. Brustamputationen belasten das sexuelle Selbstwertgefühl. Strahlentherapien können Entzündungen in der Scheide verursachen und bei gynäkologischen Eingriffen sind Schmerzen durch Verwachsungen oder Narben möglich. Bei Prostataoperationen können Nerven beeinträchtigt werden und die Erektionsfähigkeit vermindern.

7. Depressive Verstimmungen

Depressionen sind die häufigste psychische Störung bei älteren Menschen. Circa 10 % derjenigen, die zu Hause leben und 40 % derjenigen, die in einem Heim wohnen, leiden daran. Aber wer sich ein erfülltes Sexleben wünscht, muss Depressionen ausschließen, denn wer auf nichts Lust hat, hat auch keine Lust im Bett. Depressionen lähmen die Libido. Die gute Nachricht: Bessert sich die Depression, nimmt auch die Freude an der Sexualität wieder zu.

8. Übergewicht

Übergewicht ist in vielerlei Hinsicht hinderlich beim Sex. Nicht nur, dass ab einem gewissen Umfang viele Stellungen allein technisch unmöglich werden. Ein Zuviel an Kilos wird auch von vielen Partnern als unästhetisch empfunden und raubt die Lust auf Sex. Die 66-jährige Buchhalterin Helene hat sich nach 12 Jahren Ehe von ihrem Mann Volker getrennt, weil sie seinen 130 Kilogramm schweren Körper nicht mehr anregend fand. „Mein Mann war immer dick, aber früher war sein Körper trotzdem noch straff und ich mochte seine Kilos. Aber mit zunehmendem Alter legte er nicht nur 30 Kilo zu, nein, die Körpermasse rutschte auch nach unten. Am Bauch bildete sich eine Fettschürze, die mir jede Lust auf ihn nahm.“ Helene war ehrlich und hat ihrem Mann offen gesagt, was das Sexleben trübt und ihn mehrfach liebevoll aber bestimmt zum Abnehmen animiert. Geholfen haben ihre Appelle immer nur kurze Zeit. Ein paar Tage hielt er sich mit Cola und Chips zurück, dann verfiel er aber wieder in das alte Ernährungsmuster. Als der Arzt ihn schließlich zur Kur schickte, nahm er zwar über zehn Kilo ab, fütterte sie sich aber gleich wieder drauf. „Ich kann doch nichts dafür, wenn mein Körper so einen schlappen Stoffwechsel hat", war seine Erklärung. Doch Helene hatte keine Lust mehr auf stille Nächte im Bett. Sie wollte wieder Lust empfinden und hat ihren uneinsichtigen Mann schließlich verlassen. Ihr neuer Partner ist übrigens schlank und Helene genießt die Liebe mit ihm in vollen Zügen. „Ich kann heute viele Dinge ausprobieren und mit unseren Körpern experimentieren. Das ist wunderschön. Ich habe die Trennung noch keine Sekunde bereut, denn ich hätte mich nie mehr auf meinen Mann einlassen können und für ein Leben ohne Sex fühle ich mich zu jung. Aber es ist schade, dass er sich für sein geliebtes Essen, aber gegen ein erfülltes Sexleben entschieden hat."

Volker hätte auf seine Helene hören sollen. Zumal Übergewicht die vermeidbare „Einstiegskarte" für viele der bereits aufgeführten Krankheiten ist. Ob hoher Cholesterinspiegel, Diabetes oder der berµµeits genannte Bluthochdruck, oft beginnt all das mit Übergewicht. Und wie Sie schon gelesen haben, sind in allen Fällen Libido- und

Potenzprobleme die Folge. Aber es gibt auch für alle Molligen eine gute Nachricht: Wird Übergewicht abgebaut, verschwinden die Beschwerden häufig wieder – und mit ihnen auch Potenz- und Libidoprobleme. Na, wenn das kein Anreiz ist, endlich mal intensiv die Kalorien zu zählen!

9. Leistungsdruck

In den Medien lesen wir von sexuellen Höhenflügen, multiplen Orgasmen und 60-Minuten-Durchhaltesex. Und wenn es dann im eigenen Bett nach gerade mal zehn Minuten vorbei ist, herrscht der große Liebes-Frust. Weil so viel erzählt und geschrieben wird, setzen wir uns unter einen immer größer werdenden Leistungsdruck. Auch wenn man im Alter insgesamt viel entspannter mit Anforderungen umgeht, ganz weg ist der Erfolgsdruck nie.

Besonders belastend ist es, wenn die Liebe frisch ist und man sich noch beweisen muss. Dazu quält die Angst vor dem Zerbrechen des gerade gefundenen Glücks. Die 65-jährige Bauingenieurin Sigrid hatte eine eigentlich glückliche Beziehung mit einem gleichaltrigen Architekten. Obwohl sich die beiden blendend verstanden, scheiterte die Beziehung nach nur einem Jahr. Grund waren Sigrids Versagensängste. „Wenn er nicht so richtig konnte, schob ich es auf mich. Ich hatte immer das Gefühl, ihn nicht genug zu erregen, weil ich nicht mehr so frisch und knackig war.“ Statt die Liebe zu genießen, hat Sigrid sie weggegrübelt. Im Bett hatten schließlich beide keine Freude mehr. Ihr Freund wollte ihr beweisen, dass er sie anregend fand, doch je mehr er sich das vornahm, desto weniger überzeugend war das Ergebnis. Und wenn er betroffen neben ihr lag, da sich nicht wirklich dauerhaft etwas regte, begann Sigrid zu weinen, weil sie bei sich die Ursache für die mangelnde Erektion sah. Statt Lust gab es endlose Diskussionen. Jammern und Selbstvorwürfe statt heißem Stöhnen. Ein verhängnisvoller Kreislauf, in dem weder eine genussvolle und erfüllte Sexualität noch eine glückliche und vertrauliche Beziehung eine Chance hatte. Die beiden hatten irgendwann genug von der Problematik und damit auch voneinander. Liebe kann man auch zerreden und das verstanden beide hervorragend.

Dabei wäre es wichtig gewesen, Spannungen und Unsicherheiten abzubauen und beklemmende Situationen einfach mal auszuhalten – am besten, ohne viel Aufheben daraus zu machen. Zwei Menschen, die sich füreinander entscheiden, werden wissen, warum. Darauf sollten sich beide konzentrieren. Es zählt, was sie verbindet. Aber leider konzentrieren sich viele Paare Ü60 auf die gegenseitigen Defizite, so wie bei Sigrid die empfundene unzureichende Attraktivität. Bei anderen sind es Krankheiten oder das als zu gering empfundene Einkommen. „Du erwartest, was ich dir nicht bieten kann, egal, was du sagst, ich weiß, dass du es erwartest.“ Wenn sich dieses Szenario dauerhaft in den Köpfen festsetzt, ist die Beziehung ernsthaft in Gefahr. Darum gilt: Wehret den Anfängen – mit Offenheit und Ehrlichkeit. Statt sich in dieser Spirale der Selbstbeeinflussung zu drehen oder heimlich nach Erektionshilfen Ausschau zu halten, ist ein offenes Gespräch viel sinnvoller. Wenn beide wissen, dass sie ein Ziel haben, an dem sie gemeinsam arbeiten, wird Sexualität nicht als Auftritt mit Lampenfieber empfunden, sondern als lustvoller Sonntagsausflug, der keine Überwindung und Herausforderung darstellt, sondern Spaß machen soll.

TIPP

Denken Sie an einen Ausflug mit dem Cabrio, wenn Sie sich Sexualität wünschen. An einen Ausflug, der alle Sinne erfreut, der Spaß macht und beide einander näher bringt. Legen Sie in Ihrem Kopf einen Schalter um: Ich stehe nicht auf der Bühne, muss nicht vorsingen oder Prüfungsaufgaben lösen. Ich habe frei, bin entspannt. Ich freue mich auf unsere Fahrt ins Blaue und freue mich auf das, was vor mir liegt. Ich lasse den Motor an und – los geht's! Gute Fahrt!

10. Alters-Ängste

Viele Menschen Ü60 machen sich auch Sorgen, dass Sexualität für sie zu anstrengend werden würde. Kann es sein, dass mein Herz das gar nicht mehr mitmacht? Jeder hat doch schon einmal gelesen, dass jemand im Bordell zu Tode gekommen sein soll. Geht es mir vielleicht auch so? Zur Klarstellung: Geschlechtsverkehr ist kein Hochleistungssport, er entspricht in seiner Belastung in etwa zügigem Treppensteigen. Das bedeutet im Umkehrschluss: Wer noch Treppen steigen kann, kann auch Sex haben. Na, wenn das keine gute Nachricht ist!

Wussten Sie übrigens, dass Fremdgeh-Sex oder Sex mit Prostituierten oder Callboys als wesentlich stressiger empfunden wird, als mit dem Partner? Dabei geht es nicht um die körperliche Anstrengung, sondern um die Belastung, etwas Verbotenes zu tun. Aber das ist eine ganz andere Geschichte.

DIE HÄUFIGSTEN SEX-PROBLEME BEI MÄNNERN UND WAS MAN DAGEGEN TUN KANN

Impotenz

Exakte Statistiken zum Thema Impotenz oder „erektile Dysfunktion“, wie es in der Fachsprache heißt, gibt es nicht, da die Dunkelziffer hoch und die Auslöser vielseitig sind. Laut einer Studie der Berliner Charité leiden circa fünf Millionen Männer bei uns darunter. In der Altersgruppe zwischen 30 und 80 Jahren fast 20 %. Genauer geht es danach auch noch: In der Altersgruppe zwischen 30 und 39 Jahren sind etwa 2,5 % der Männer betroffen, in der Altersgruppe zwischen 40 und 49 Jahren sind es schon 10 %, zwischen 50 und 59 Jahren 15 %. 35 % findet man in der Gruppe zwischen den 60- und 69-Jährigen und bei den Männern zwischen 70 und 80 Jahren hat quasi jeder zweite diese Erektionsstörung. Bei rund einer Million der Betroffenen, besonders den älteren Männern, sind Medikamente

Schuld an der Impotenz. Und der Prozess ist dabei schleichend. Die Erektionen werden immer schwächer, bleiben schließlich ganz aus. 90 unterschiedliche Wirkstoffe werden mit der Impotenz in Verbindung gebracht. Enthalten sind sie unter anderem in Psychopharmaka, Cholesterinsenkern, Bluthochdruckpräparaten, Entwässerungsmitteln, Medikamenten gegen Herzrhythmusstörungen, Magen- und Kopfschmerzen. Die Folge: Der Penis wird trotz sexueller Erregung gar nicht, nicht ausreichend beziehungsweise nicht lange genug steif, um Geschlechtsverkehr haben zu können. Bei manchen Männern treten solche Störungen gelegentlich auf, manche haben sie immer. Schlimm sind die psychischen Auswirkungen. Paare stellen sich immer intensiver die Frage, ob sie einander noch begeistern können. Krisen und Trennungen können die Folge sein.

> **„Potenz macht einseitig kreativ, Impotenz oft vielseitig."**
>
> *Michael Marie Jung*

Bei dem 61-jährigen Versicherungsmanager Frank hat ein Betablocker das empfindliche Lustsystem lahmgelegt. Schlimm war für ihn, dass er sich das fast ein Jahr lang nicht erklären konnte und aus Scham auch nicht einen Arzt aufgesucht hat. „Ich merkte, dass es im Bett immer schlechter lief. Da ich damals auf Partnersuche war und mehrmals eine Frau kennengelernt hatte, die mir gefiel, war das Versagen jedes Mal fatal. Man muss sich das vorstellen: erste Mails und Telefonate, ein Kennenlernen in einem Café. Es funkt, man sieht sich wieder. Es kommen romantische Treffen, Händchenhalten, knisternde Stimmung. Und dann liegt die heiß begehrte Frau neben einem im Bett und es läuft nichts, obwohl man vor Lust hätte platzen können." Frank hat sich anfangs in diesen Situationen herausgeredet, sich mit Aufregung und Nervosität entschuldigt. Die Stimmung war aber in jedem Fall dahin, und wenn sich die Frauen zwischen Verständnis und Mitleid äußerten, half ihm das auch nicht. „Ich hatte schließlich richtig Angst davor, intim zu werden, habe jede nähere Begegnung so lange herausgezögert, bis die Frauen von sich aus aufgegeben haben, weil sie dachten, ich hätte einen Schlag. Schließlich habe ich mich bei der Partnerbörse abgemeldet und mich auf ein Single-Leben eingerichtet. Statt auf Frauensuche zu gehen, habe ich mich zu einem Segelkurs angemeldet. Damit habe ich mich wohler gefühlt."

Erst als ein Sportfreund flapsig eine Bemerkung über die potenzkillende Wirkung der Betablocker machte, wurde Frank hellhörig. Er hat dann im Internet viel über das Thema gelesen und sich mit dem neuen Wissen zum Arzt getraut. Tragisch war bei ihm, das die Beschwerden erst ein paar Monate nach der Medikamenteneinnahme aufgetaucht sind und er sie deshalb nicht mit dem Arzneimittel in Verbindung gebracht hat. Vom Arzt hat er ein neues Medikament bekommen und siehe da, es ging danach bergauf. „Natürlich nicht von heute auf morgen, das alte

Medikament musste sich erst ausschleichen, aber ich merkte, dass ich immer öfter eine Erektion bekommen konnte und als ich mir endlich wieder die Liebe zutraute, klappte es sogar." Frank hat heute eine neue Partnerin, mit der er seit einem halben Jahr zusammenlebt. „Ich bin glücklich mit ihr, in jeder Hinsicht", meint er und ergänzt: „Aber noch einmal möchte ich nicht durch diese Hölle gehen. Ich hätte mir viel Kummer ersparen können, wenn ich mich gleich einem Arzt anvertraut hätte."

Helfen kann, wie bei Frank, ein Urologe. Er wird das Problem genauer einkreisen und eine Diagnose stellen, mit der man arbeiten kann. Entsprechend helfen Medikamentenwechsel, operative Verfahren oder eine Psychotherapie.

TIPP

Vor dem Besuch beim Facharzt sollte man genau wissen, ob und wann die Erektion möglich ist, z. B. bei der Masturbation. Ist das der Fall, ist es wahrscheinlich, dass ein psychologisches Problem ursächlich für die Störung ist. Dann ist der Weg zum Psychologen sinnvoll.

Manchmal wirken aber schon Ernährungsumstellungen, Entspannungsübungen und Spaziergänge an der frischen Luft. Die 67-jährige Monika erzählt, dass ihr gleichaltriger Mann Herbert nach einem längeren Urlaub am Mittelmeer keine Potenzprobleme mehr hatte. „Wir hatten in den drei

Jahren vor der Reise viele Probleme bewältigen müssen. Unser Sohn musste eine Scheidung durchmachen und war auf unsere Hilfe angewiesen, und dann verlor mein Mann auch noch seinen Arbeitsplatz. Wir hatten Sorgen, und im Bett konnte man das spüren. Als es uns familiär besser ging und wir uns diese Reise gönnten, ging es auch im Bett sprichwörtlich bergauf." Monika erzählt heute, zwei Jahre danach, dass ihr Sexleben besser denn je ist. „Mein Mann fühlt sich nicht mehr unter Druck gesetzt. Wir haben Zeit für die Liebe. Eigentlich zum ersten Mal in unserem Leben." Und im nächsten Sommer geht's auch wieder ans Meer.

Doch nicht immer reicht eine Reise oder gibt es so einfach ein sexuelles Happy End wie bei Monika und Herbert. Aber keine Angst, es gibt weitere Wege, das Sexleben wieder genießen zu können.

VIAGRA & CO.

Der amerikanische Schauspieler Jack Nicholson soll einmal gesagt haben: „Viagra? Das nehme ich nur, wenn ich mit mehr als einer Frau zusammen bin." Solche Sätze lassen Männer sofort aufhorchen. Man nimmt eine Pille und schon sind die ersehnten Höchstleistungen abrufbar. Für jeden und überall. Das klingt verführerisch und erfüllt die Sehnsüchte von Männern in aller Welt.

Als Viagra im April 1998 auf den Markt kam, löste es deshalb auch ein wahres Beben aus. Die Wirkung war revolutionär, ähnlich wie die der „Pille“ zur Empfängnisverhütung in den 60er-Jahren. Denn bis dahin gab es gegen Impotenz nur umstrittene Naturmittel oder mechanischen Hilfen wie Pumpen und Implantate. Die Angst vor dem Versagen, die Männer seit Jahrtausenden um den Schlaf bringt, ist durch Viagra mit einem Mal Vergangenheit. Mittlerweile wird Viagra weltweit millionenfach verschrieben oder wird über das Internet oder dem Schwarzmarkt organisiert.

Heute gibt es neben Viagra noch die Konkurrenzprodukte Cialis und Levitra. Alle drei Pillen wirken nach dem gleichen Prinzip: Der enthaltene Wirkstoff hilft, den Schwellkörper zu aktivieren. Die Auswirkungen auf den Patienten sind aber je nach Pille durchaus unterschiedlich.

Levitra ist für den eiligen Patienten geeignet. Es wirkt bereits nach 40 Minuten, eine Studie hat sogar schon nach zehn Minuten bei einigen Männern eine Wirkung nachgewiesen. Viagra-Nutzer brauchen mit rund einer Stunde „Vorbereitungszeit“ etwas länger, dafür soll anekdotischen Berichten zufolge die Erektion auch kräftiger ausfallen als bei den beiden anderen Mitteln. Cialis wiederum benötigt zwar etwas mehr Zeit bis zur Entfaltung im Körper des Mannes, wirkt dafür aber deutlich länger.

Während die erektionsfördernde Wirkung bei Viagra vier bis sechs Stunden und bei Levitra acht bis zwölf Stunden anhält, kann sie bei Cialis bis zu 36 Stunden betragen.

Morgens genommen besteht den ganzen Tag die Möglichkeit zum Geschlechtsverkehr, dosisabhängig sogar noch am nächsten Morgen, weshalb Cialis mittlerweile auch die „Wochenendpille“ genannt wird.

Obwohl Viagra inzwischen das weltweit bekannteste Medikament und fast zu einem Synonym für Potenzmittel geworden ist, führt auf dem deutschen Markt Cialis vor Viagra und Levitra. Der Grund dafür ist die längere Wirkungsdauer.

Doch der Umsatz der begehrten Erektionshelfer stagniert seit einigen Jahren. Haben die Männer etwa die Lust verloren? Wohl kaum. So wird berichtet, dass es in den USA immer wieder zu Scheidungen kommen soll, weil Ehemänner sich durch Viagra noch einmal zu Höherem berufen fühlen. In Floridas Altersheimen sollen sogar Geschlechtskrankheiten zugenommen haben, weil sich Rentner nach dem Konsum von Viagra mit Prostituierten vergnügen.

Doch das sind Ausnahmen. Zwar können Viagra und Co. die sexuelle Beziehung eines Langzeitpaares durchaus stimulieren. Eine schlechte Ehe werden sie indes nicht retten können. Und einen gravierenden Nachteil haben alle drei Mittel: Sie sind nicht billig, und die Kassen übernehmen die Kosten nur in Ausnahmefällen.

Doch wie jedes Medikament haben auch Viagra und Co. Nebenwirkungen und die sind nicht zu unterschätzen. Wer bereits einen Herzinfarkt oder Schlaganfall hinter sich hat, sollte auf die Einnahme dringend verzichten.

Aber auch für gesunde Menschen kann die Pille gefährlich werden – vor allem, wenn man zu viel des Guten will und das Mittel überdosiert. Denn eine Dauer-Erektion ist nicht nur schmerzhaft, sondern kann schon nach sechs Stunden das Penisgewebe zerstören und zu einer irreparablen Impotenz führen. Und nicht nur das: Bluthochdruck, Muskelschmerzen, Sehstörungen, Kopfschmerzen, Rötungen, Schwindel, Ohnmacht, Herzrasen und -infarkt sowie Hirnblutungen können die Folge sein.

Immer häufiger verwenden Männer die Pille auch als „Kick für die Libido" – meist in Verbindung mit verschiedenen Drogen. Die Drogenwirkung vermindert die Erektionsähigkeit und Viagra soll diesen Zustand dann ausgleichen – mit schwerwiegenden Folgen für den Kreislauf.

Vorsicht auch vor Pillen aus dem Internet! Nach Schätzungen enthalten 44 % der frei verkäuflichen Viagra-Tabletten, die über das Internet bezogen werden (meist aus dem Ausland kommend) einen falschen Wirkstoff, beziehungsweise nicht die richtige Dosierung. Das kann dann so richtig gefährlich werden!

Vor fast 20 Jahren begann der Siegeszug einer kleinen Pille, die allen Männern ein ausuferndes Sexleben versprach. Seitdem sind Viagra und Co. in aller Munde. Die drei bekanntesten potenzsteigernden Medikamente, Viagra, Levitra und Cialis sind laut neuesten Studien in 87 % aller Fälle wirksam und helfen, den Schalter im

Kopf umzulegen. „Ein Potenzmittel wirkt auch, wenn es gar nicht eingenommen wird", glaubt der Sexualtherapeut Franz Meier. „Für die meisten Männer ist es einfach beruhigend, die Pillen im Nachtschrank liegen zu haben. Wenn es wirklich mal nicht klappt, können sie am nächsten Tag auf jeden Fall die Schlappe ausgleichen, in dem sie eine Pille nehmen. Das löst Blockaden im Kopf, verhindert Leistungsdruck und führt dazu, dass der Mann das Mittel oft gar nicht mehr braucht!"

Aber es gibt noch mehr, um Männer und ihre Partnerinnen in jedem Alter glücklich zu machen.

Die medizinische Vakuumpumpe für den Penis. Die Pumpe bewirkt einen Unterdruck im Zylinder um den Penis. Hierdurch füllen sich die Schwellkörper mit Blut, was wiederum zu einer Versteifung des Gliedes führt, die durch einen Ring um den Penis nach Abnahme des Zylinders gehalten wird. „Mit der Vakuumpumpe ist es mir möglich, immer dann eine Erektion herzustellen, wenn sie benötigt wird", sagt der 73-jährige Heinz und bestätigt, dass ihm die Pumpe sehr geholfen hat. Experten raten: „Vakuumpumpen sind für all jene Männer eine gute Alternative, die medizinische Potenzmittel nicht vertragen

> „Immer mehr Frauen fragen sich: Wann kommt endlich das Gegenmittel gegen Viagra?"
>
> *Dr. Gerhard Kocher, Schweizer Gesundheitsökonom*

aufgrund von bestimmten Krankheiten wie Diabetes, Gefäßerkrankungen und Operationen oder andere Beschwerden keine natürliche Erektion mehr bekommen können.“ Nachteil der Vakuumpumpe: Beim Samenerguss können Schmerzen auftreten, ausgelöst durch den Erektionsring, der gegen die eingeengte Harnröhre stößt.

Erfreulich: In vielen Fällen werden die Kosten für eine Penispumpe von den Krankenkassen übernommen.

Eine Alternative ist die Harnröhrenstäbchen-Therapie: Hier wird, wie der Name schon sagt, mit einem Stäbchen ein Gel direkt in die Harnröhre gedrückt, das die Muskelzellen an den Penisarterien erschlaffen lässt und somit die Erektionsstörung behebt. Die Blutgefäße erweitern sich und Blut strömt in die Schwellkörper. Eine bei Fachleuten als wirksam beschriebene Methode. Der Nachteil: In bestimmten Fällen haben die Betroffenen Schmerzen im Penis.

Schwellkörperspritzen: Mittels einer Spritze wird ein Medikament in den Schwellkörper gespritzt, das dafür sorgt, dass es zu einer Erektion kommt. Der Patient kann nach einer Anleitungsphase das Mittel selbst spritzen und auch die Dosis variieren, bis eine zufriedenstellende Erektion erreicht wird. Nachteil: Auch hier gibt es Nebenwirkungen, die unangenehm sein können. In seltenen Fällen kann es zu einer ungesund verlängerten Erektion kommen.

Wenn all das nicht erfolgreich ist, kann ein chirurgischer Eingriff in Form einer Penisprothese helfen. Dabei werden die Schwellkörper im Penis entfernt und durch eine hydraulische Silikonprothese ersetzt. Eine Erektion entsteht dadurch, dass die Pumpe mehrmals gedrückt wird und Flüssigkeit von einem Behälter in einen Zylinder läuft und diesen füllt. Sie wird beendet, wenn man die Pumpe anhaltend drückt, um die Flüssigkeit in den Behälter zurückzubringen. Eine Penisprothese kann, wenn keine Entzündungen oder technischen Defekte auftreten, lebenslang im Körper bleiben. Risiko: Es kann zu Abstoßungsreaktionen kommen, die die Entfernung des Implantats notwendig machen.

LUSTVOLLE SEXUALITÄT OHNE EREKTION

Für viele Paare ist Sex ohne Geschlechtsverkehr undenkbar. Dass sich nichts regt, empfinden sie als Katastrophe. Wenn die Suche nach den Hilfsmitteln nicht erfolgreich ist, oder die Vorbereitungen als zu holprig empfunden werden, bleibt der Sex auf der Strecke. Die Paare verzichten.

Das muss aber gar nicht so sein! Denn es gibt viele Möglichkeiten, ohne Erektion ein für beide Partner befriedigendes Sexualleben zu führen. Wie das geht? Na, lassen Sie doch mal Ihrer Fantasie freien Lauf. Fällt Ihnen etwas ein? Richtig! Sehen Sie, es gibt vieles, was man sexuell erleben kann, auch wenn der Penis nicht steif wird. Dazu kann man sich gegenseitig mit zärtlichen Massagen Lust bereiten. Streicheln, gegenseitige Masturbation, Oralverkehr – alles ist denkbar und selbstverständlich können auch bei diesen Spielarten *beide* Partner zum Höhepunkt kommen. Denn Erektion, Ejakulation und Orgasmus sind unabhängig voneinander ablaufende Vorgänge. Durch Fellatio oder manuelle Stimulation kann ein Mann auch mit schlaffem Penis gut zum Orgasmus kommen.

Doch halt: Vor dem Vergnügen muss man erst einmal darüber sprechen. Ein offener Austausch über das, was sich beide wünschen und was ihnen Lust bereitet, muss sein. Sonst wird das Liebesspiel zum Flop und schafft mehr Frust als Lust. Dazu muss gerade die Partnerin sehr einfühlsam und liebevoll sein, denn ein Mann, der nicht kann, ist leicht angreifbar und sehr empfindlich. Hier ist auch im übertragenen Sinne Fingerspitzengefühl gefragt. Ganz wichtig: Männer brauchen unbedingt Sicherheit, dass sie ihrer Partnerin genügen, dass sie mit ihnen auch sexuell glücklich ist.

Gespräche: Ausgestattet mit diesem Basiswissen, ist es für manche Frau sicher einfacher, ihren Partner anzusprechen. Einen roten Leitfaden für solcherlei Gespräche gibt es allerdings nicht. Was das Wann, Wie und Wo betrifft, muss jede Frau selbst entscheiden. Wichtig: Nicht im gemeinsamen Bett nach dem Sex und niemals unter Alkoholeinfluss dieses Thema anschneiden.

TIPP

Finden Sie den Einstieg, indem Sie den fiktiven Fall einer Bekannten schildern. So kommen Sie unverbindlich ins Gespräch und können das Thema sofort wechseln, wenn der Partner nicht darauf eingehen will. Ein paar Tage später können Sie es erneut versuchen. Oft ist es auch hilfreich, ein Buch zum Thema zu kaufen und darin zu lesen oder einen entsprechenden Fernsehbeitrag einzuschalten. Normalerweise fragt der Partner dann nach, und schon ist man im Gespräch.

Ideal ist der Einstieg, wenn man erst einmal nur sein persönliches Empfinden schildert, die eigenen Gefühle, Selbstzweifel und Ängste beschreibt und dann dazu überleitet, auch die Rolle des Partners zu sehen. Frauen sollten dem Partner deutlich sagen, dass er mit seiner Problematik nicht allein ist und sich für nichts zu schämen braucht. Aber sie sollten auch offen ihre Bedürfnisse ansprechen, und die können sehr unterschiedlich sein. Für viele Frauen ist Sex ohne Einführen des Gliedes – also durch Cunnilingus und oder manuelle Stimulation – nicht nur gleichwertig, sondern sogar besser, weil sie auf diese Weise verlässlicher zum Höhepunkt kommen. Für andere ist das Eindringen das Wichtigste, um einen Orgasmus zu haben. Für wieder andere zählt in erster Linie Innigkeit, die Intimität, weil sie dadurch die gewünschte Nähe zum Partner finden. Der Orgasmus ist ihnen zweitrangig.

All das muss der Partner wissen. Also, bitte ehrlich sein! Wenn Sie auf den Geschlechtsverkehr nicht verzichten mögen, sagen Sie das unbedingt und besprechen Sie mit Ihrem Partner, welche Möglichkeiten es gibt und wo Sie Hilfe finden. Egal wie das Gespräch verläuft, wichtig ist, dass der Partner sich aufgehoben fühlt, weiß, dass seine Partnerin ihn nicht verurteilt, sondern mit ihm gemeinsam nach einer Lösung sucht.

Vorzeitiger Samenerguss

Der vorzeitige Samenerguss, im Fachjargon auch „Ejaculatio praecox“ oder flapsig „zu schnelles Kommen“ ist ein häufiges Problem. Nach einer Studie des Universitätsklinikums Hamburg leiden circa 30 % der Männer darunter, bei der Altersgruppe Ü60 sind es fast 40 %. Allerdings gehen nicht mal zehn Prozent der Betroffenen zum Arzt.

Ob und wann eine Ejakulation als verfrüht eingeordnet wird, ist individuell unterschiedlich. Man muss sich deshalb fragen, ab wann man von „vorzeitig“ sprechen kann: nach einer Minute, zwei Minuten oder fünf Minuten nach dem Eindringen? Was ein Mann als vorzeitig empfindet, kann für einen anderen als ganz normal wahrgenommen werden. Ja mehr noch, es kann sogar Männer geben, die das gleiche Durchhaltevermögen als „hervorragend“ bezeichnen würden. Die Zahlen sind also nicht verlässlich, weil sie stark von der persönlichen Erwartungshaltung und Gewohnheit eines Mannes abhängen. Und grundsätzlich sollte man wissen, dass zu Beginn einer neuen Beziehung und nach längerer Enthaltsamkeit ein vorzeitiger Samenerguss nicht ungewöhnlich ist.

KOMME ICH ZU FRÜH?

An der University of Manchester haben Urologen Männer nach der Dauer des Geschlechtsverkehrs befragt, die mit ihrem Sexualleben unzufrieden waren und glaubten, unter vorzeitiger Ejakulation zu leiden. Die identischen Fragen haben sie parallel auch gesunden Männern gestellt. Das Ergebnis überrascht: Bei Männern mit der empfundenen „Ejaculatio praecox" dauert der Geschlechtsverkehr durchschnittlich zwei Minuten und 49 Sekunden. Und jetzt aufgepasst: Bei den gesunden Studienteilnehmern waren es drei Minuten und acht Sekunden! Die Zahlen machen deutlich: Ob man zufrieden oder unzufrieden im Bett ist, hängt stark von der eigenen Einschätzung der Manneskraft ab. Für alle, die jetzt zweifeln: Laut einer internationalen Studie mit „normalen" Paaren aus fünf Kontinenten lag die durchschnittliche Zeit bis zur Ejakulation bei 5,4 Minuten. Doch Achtung: Dieser Mittelwert sagt nichts über den Grad der Befriedigung aus. Es gibt viele Paare, die mit weniger als fünf Minuten glücklich sind, genauso Paare, die in der Zeit nicht zum Orgasmus kommen. Liebe nach der Uhr klappt also nicht!

Die Gründe für eine vorzeitige Ejakulation in normalen Alltagssituationen sind fast immer psychisch bedingt. Meistens verbergen sich hinter dem „schnellen Kommen“ Stress, Leistungsdruck und Versagensängste.

Ein Mann, der mehrmals hintereinander das Problem empfindet, gerät schnell unter seelischen Druck. Betroffene finden sich innerhalb kürzester Zeit in einem Kreislauf aus immer intensiverem „Verhindern wollen“ und immer rasanterem „Kommen“ wieder. Zum Schluss bleiben Resignation und Scham. Das Sexualleben wird als Niederlage empfunden und häufig komplett vermieden, ähnlich wie bei den Erektionsstörungen auch.

HABEN SIE SCHON EIN PROBLEM?

Fachleute haben sich darauf geeinigt, ab wann man medizinisch von einer „Ejaculatio praecox“, einer sexuellen Dysfunktion beim Mann spricht. Danach müssen drei Punkte zutreffen:

1. Es kommt immer oder fast immer innerhalb von etwa einer Minute nach Einführung des Glieds in die Scheide zu einer Ejakulation.
2. Der Mann kann die Ejakulation nicht verzögern.
3. Es gibt einen hohen Leidensdruck und Sexualität findet nicht mehr statt.

Bei einer Behandlung muss man zwischen einem lebenslangen und einem erworbenen vorzeitigen Samenerguss unterscheiden. Bei Ersterem ist meist ein Mangel oder ein Ungleichgewicht von Botenstoffen ursächlich. Beim erworbenen Samenerguss gab es schon Zeiten, in denen die Sexualität problemlos klappte. Auch hier können organische Ursachen auslösend sein, zum Beispiel eine Schilddrüsenüberfunktion oder eine chronische Prostata-Entzündung. Man sollte zuerst bei einem Arzt organische Ursachen ausschließen, wobei wichtig ist zu wissen, dass 90 % der Störungen psychische Ursachen haben. Doch, was hilft?

Wichtig ist in erster Linie das offene Gespräch mit der Partnerin. Es gibt ganz unterschiedliche Erwartungen an den Sex. Darüber muss man sich austauschen. Decken sich die Wahrnehmungen? Was wünscht sich die Partnerin? Vielleicht ist ja für sie der Geschlechtsverkehr gar nicht zu schnell zu Ende.

Und so kann man Lösungswege finden:

- Der Mann bringt seine Partnerin vor oder nach seinem Orgasmus auf andere Weise zum Höhepunkt.
- Man beginnt sofort nach der Ejakulation erneut. Denn beim zweiten Mal ist die Zeit bis zum Orgasmus in der Regel wesentlich länger als beim ersten Mal. Falls die Partnerin keine Unterbrechung möchte, kann der Mann sich vor dem Verkehr selbst befriedigen oder von seiner

Partnerin manuell befriedigen lassen. Achtung: Dieser Tipp ist allerdings nur dann hilfreich, wenn der Mann ihn nicht als zusätzlichen Druck erlebt und problemlos zu einem zweiten Mal fähig ist.

- Man benutzt Salben und Sprays, die lokal angewendet die Empfindlichkeit der Eichel mindern. Sie wirken wie Betäubungsmittel. Männer können damit oft deutlich länger durchhalten. Wichtig: Das Mittel muss vor dem Geschlechtsverkehr mit einem feuchten Tuch gründlich entfernt werden, damit nicht die Vagina der Partnerin ebenfalls „betäubt" wird.
- Man nimmt Kondome, die innen mit einer solchen Salbe beschichtet sind.
- Man versucht Medikamente, die den Samenerguss herauszögern und den Männern helfen, durchzuhalten. Allerdings müssen sie längere Zeit vor dem Geschlechtsverkehr genommen werden. Man muss die Liebe also planen!

Arztbesuche, Gespräche mit der Partnerin, Medikamente. Sie haben gelesen, was hilft. Aber Männer können sich auch selbst helfen, das Problem in den Griff zu bekommen. Sie müssen dazu ein paar Schalter im Kopf bewegen und sich verdeutlichen: Wer schnell kommt, ist eigentlich ein sexuell gesunder Mann, der gut erregbar ist. Er steuert vermutlich nur zu konsequent auf den Samenerguss zu. Das hat den Nachteil, dass man nichts von dem Weg dorthin hat und sich nicht so gut spürt. Es gibt beim Sex den berühmten „Point of no Return“ – den „Punkt ohne Wiederkehr“. Das ist der Punkt, an dem man nicht mehr bremsen kann. Jetzt kommt es, wenn es will – und nicht, wenn man will. Man hat ja schließlich richtig durchgetreten und Vollgas gegeben ... Aber man kann lernen, die sexuelle Erregung und die darauf folgenden Abläufe besser zu kontrollieren – egal in welchem Alter. Dazu muss man seinen Penis in der Erregung besser spüren und wahrnehmen können. Das geht mit Üben und ein paar Tipps. Nach den ersten Erfolgen wird man selbstsicherer, die Angst verschwindet, Körper und Seele entspannen. Das sind die idealen Voraussetzungen, damit das Problem bald Geschichte sein wird und man wieder sorglos entspannten Sex erleben und genießen kann. Doch Vorsicht, es ist wie beim Sport. Man muss sich anfangs etwas überwinden. Aber schon nach zwei-, dreimal meldet sich der Körper mit Wohlbefinden. Man erkennt Fortschritte und trainiert gern weiter. Wer schon einmal gejoggt hat, kennt das Gefühl. Innerhalb weniger Tage kann man seine Laufleistung verdoppeln. Das macht Lust auf mehr. Ganz so schnell geht es beim Sex zwar nicht, aber auch hier sind rasante Fortschritte denkbar. Wer seine sexuelle Erregung unter Kontrolle bekommen möchte, wird sich also wundern, wie schnell das geht. Aber Achtung: Es reicht nicht, die Tipps zu lesen und ein-,

> „Beim Liebesspiel ist es wie beim Autofahren. Die Frauen mögen die Umleitung – die Männer die Abkürzung.“
>
> *Jeanne Moreau*

zweimal auszuprobieren. Man muss regelmäßig üben, idealerweise mit der Partnerin, jeden zweiten Tag. Aber man kann auch allein schon mal beginnen.

Und so geht's:

Mehr Gefühl für den Penis bekommen Reiben Sie sich die Hände mit einem wohlduftenden Öl ein und nehmen Sie sich Zeit. Beobachten Sie, welche verschiedenen Berührungen es gibt: langsamere, leichtere, festere – und achten Sie darauf, was passiert, wenn Sie den Penis nicht mit der üblichen Hand, sondern mit der anderen oder mit beiden Händen berühren. Das ist keinesfalls langweilig. Sie entdecken neue Seiten der Liebe und entwickeln mit der Zeit ein feines Gespür dafür, was in dem Penis abläuft. Und das ist nötig, damit man ihn besser kontrollieren kann.

Der „Point of no Return" – das Wahrnehmen lernen Sie dürfen jetzt zusammen üben. Dazu sollte Sie sich jetzt beide die Hände mit Öl einreiben und abwechselnd streicheln, ganz sanft, ganz in Ruhe. Ohne Zeitdruck. Wenn Sie signalisieren oder das Gefühl haben, „jetzt kommt's gleich", ändert sie sofort die Bewegung oder hört ganz auf. Dadurch kann die sexuelle Erregung wieder etwas absinken. Möglicherweise ist dann der Penis auch nicht mehr so steif. Danach atmen beide ein paar Mal tief durch und beginnen dann wieder von vorn. Machen Sie das gemeinsam so oft es geht. Fünf Mal ist eine gute Richtlinie, bevor „er" kommen darf.

Vielleicht fällt das Trainingsprogramm am Anfang sehr kurz aus und es klappt nicht mal ein Mal. Vielleicht müssen Sie auch ständig Pause machen und der ganze Ablauf ist sehr unharmonisch. Manche Männer spüren überhaupt nicht, wenn es „brenzlig" wird, und sind schon fertig, während sich die Partnerin noch Gedanken macht und sorgfältig „hinsieht". Macht alles nichts: Je öfter man diese Übung macht, desto besser wird es gelingen, die Erregung rechtzeitig durch sanftere Berührungen abzubremsen oder notfalls zu stoppen.

Partnerin erkunden Klar kennt man die wilden spontanen Sex-Spiele, die man uns im Fernsehen präsentiert. Doch die bleiben bei einer Dysfunktion wie dem vorzeitigen Samenerguss erst einmal außen vor. Aber aufgeschoben ist ja nicht aufgehoben. Sie sind in der Trainingsphase und da gilt: Zeit lassen! Legen Sie sich entspannt hin, schauen Sie sich an, beginnen Sie, sich gegenseitig zu streicheln. Dem Penis haben Sie ja schon viel Aufmerksamkeit gewidmet. Machen Sie es jetzt umgekehrt und geben Sie dem Partner Gelegenheit, die Vulva mit den Fingern zu erkunden und sich an sie zu gewöhnen. Wie fühlt sie sich an? Wenn die Scheide vertrauter ist, wird man ruhiger, wenn es darum geht, mit dem Penis in sie einzudringen. Achten Sie immer wieder auch darauf, was die Muskeln machen: Sind sie verkrampft? Oder gelingt es Ihnen, sie mit Stellungswechseln in Bewegung zu halten? Wichtig ist, dass beide immer genau drauf achten, was sie spüren und fühlen und am besten auch aussprechen. Wenn man das nicht tut, merkt man vielleicht nicht, dass man ganz heimlich in eine Verspannung kommt und vergisst, zu atmen.

Becken in Bewegung halten Viele Männer kommen schon deshalb schnell, weil sie sich körperlich ziemlich anstrengen. Das gilt vor allem für die beliebte Missionarsstellung, also wenn sie oben liegen. Denn dabei müssen sie alle Muskeln anspannen, um sich über der Frau zu halten. Das erinnert an Liegestützen und lässt den Männern kaum Raum, sich auf ihre Erregung zu konzentrieren. Sie sind sehr damit beschäftigt, die Partnerin nicht zu erdrücken und dadurch angespannt. Deshalb kommen sie schneller.

Es gibt andere Möglichkeiten für den Sex, und Sie sollten experimentieren. Wichtig ist es dabei, dass die Bewegung vom Rücken ausgeht und sich der Po nicht verspannt. Oft hilft es schon, bei den Stoßbewegungen einen Rundrücken zu formen. Dann liegt die Belastung nicht auf dem Becken. Versuchen Sie es mal!

Beim Sex tief durchatmen Viele Männer atmen beim Sex sehr flach oder halten die Luft ganz an. Ein Fehler! Man sollte tief mit dem Bauch atmen. So verspannt man weniger und beruhigt sich auch, wenn man gestresst und aufgeregt ist. Das tiefe Atmen macht mehr Raum im Körper, die sexuelle Erregung verteilt sich besser. Und muss sich nicht so schnell in einem Samenerguss entladen.

Nicht nur an die Partnerin denken Wer ein guter Liebhaber sein will, möchte, dass zuerst die Partnerin befriedigt ist und etwas „davon hat". Männer mit vorzeitiger Ejakulation sollten aber versuchen, zweigleisig zu denken. Für sie ist es wichtig, nicht nur an die Partnerin und ihre „Befriedigung" zu denken, sondern sich auch darauf zu konzentrieren, ihre eigene sexuelle Erregung zu spüren. Denn wie sollen sie sie sonst steuern und im entscheidenden Augenblick bremsen können?

Erregung richtig genießen können Für viele Männer ist die sexuelle Erregung nur Mittel zum Zweck: Sie wollen „kommen" und genießen die Entspannung danach. Das ist wunderbar bei der Selbstbefriedigung. Aber wer mit seiner Partnerin Sex erleben und genießen will, sollte sich auch über den Weg zum Höhepunkt freuen und ihn entsprechend ausbauen. Bei einer erfüllten partnerschaftlichen Sexualität ist der Weg das Ziel, der Genuss der Erregung, die Gewissheit, der Partnerin Lust zu bereiten. Darum sollten Männer lernen, die sexuelle Erregung zu genießen. Denn dann ist der Wunsch, länger durchzuhalten, nicht von außen aufgesetzt, sondern kommt aus dem Inneren. Man will, weil man genießt, und das ist ja bekanntlich die stärkste Triebfeder. Aber genießen lernen braucht Zeit! Was dabei hilft, haben Sie gerade gelesen: Langsamer werden, neue Berührungen ausprobieren, Spüren lernen, mehr bewegen, tiefer atmen. Damit ist jeder auf dem besten Weg zu sexuellen Freuden.

Wer trotz aller Tipps und medizinischer Ursachen nicht zum ersehnten Erfolg findet, sollte sich nicht scheuen, eine Sexualtherapie zu beginnen, bevor der vorzeitige Samenerguss zu einer großen psychischen Belastung für den betroffenen Mann und die mitbetroffene Partnerin wird. Viele Paare können nun mal nicht offen über das Problem reden. Das Ergebnis ist klar: Sie weichen einander aus, Sex findet nicht mehr statt. Klar kann man auch ohne Sex miteinander leben. Aber nicht so gut. Hier hilft eine Sexualtherapie, eine neue, entspannte und befriedigende Sexualität aufzubauen.

WIE LANGE SOLL SEX DAUERN?

Haben Sie schon einmal einen Pornofilm gesehen? Dreißig Minuten Sex am Stück sind normal. In allen nur erdenklichen Stellungen und an allen nur erdenklichen Orten stehen dort die Darsteller „ihren Mann". Und wie sieht es bei Ihnen zu Hause aus? Oh je, da können Sie nicht mithalten, stimmt's? Macht aber nichts. Setzen Sie sich bloß nicht unnötig unter Druck! Sie müssen nicht Pornodarstellern in Standkraft und Ausdauer nacheifern. Forscher fanden heraus, dass kaum jemand gerne länger Sex hat als 13 Minuten, es sei denn, er wird dafür bezahlt. Bei einer Befragung der amerikanischen Pennsylvania State University kam heraus: Der reine Geschlechtsverkehr sollte nach Wünschen der Befragten nicht weniger als drei, jedoch nicht unbedingt länger als zehn Minuten dauern. Wer unbedingt länger können will, geht demnach das Risiko ein, dass sich die Partnerin langweilt. Oder noch schlimmer, dass sie das Gefühl hat, ihren Partner nicht ausreichend anzuregen. Das Fazit der Studie: Es geht nicht nur um die Zeit. Oder anders ausgedrückt: Ein richtig getimter Quickie kann aufregender sein, als lang anhaltender Standard-Sex.

DIE HÄUFIGSTEN SEX-PROBLEME BEI FRAUEN

Für Frauen Ü60 gibt es gute Nachrichten. Denn neueste Untersuchungen belegen: Sie haben im Gegensatz zu den gleichaltrigen Männern eigentlich keine sexuellen Probleme im Alter. Die Abnahme der Scheidenfeuchtigkeit und die dünnere Haut an Vulva und Vagina beeinträchtigen ihr Sexempfinden nicht wesentlich. Interessant: Medizinische Studien belegen, dass die Vagina von jüngeren Frauen in einem sexuell nicht erregten Zustand feuchter ist als bei älteren Frauen. Bei sexueller Erregung gibt es diese Unterschiede aber nicht mehr. Wenn Frauen also über Schmerzen beim Sex aufgrund einer zu trockenen Scheide klagen, liegt es meistens daran, dass sie nicht ausreichend erregt sind. Doch 65 % der Frauen über 60 und 31 % der Frauen über 70 haben regelmäßig mehrmals im Monat Sex und wollen auch Befriedigung. Körperlich steht dem nichts entgegen. Woran liegt es denn, wenn mehr als die Hälfte dieser Frauen in Umfragen angeben, sexuell unzufrieden zu sein?

Fehlender Partner

In der Altersgruppe Ü60 sind doppelt so viele Frauen als Männer Singles, da sehr oft schon verwitwet. Ihnen fehlt schlichtweg Sex, weil der Partner fehlt. „Wer kann schon ohne Fahrrad Rad fahren", lacht die 70-jährige Sophia, eine pensionierte Staatsanwältin. „Ich hätte gern regelmäßig Sex, aber mir fehlt ein fester Partner und Gelegenheitssex mit einem Zufallsbekannten ist nicht meine Sache. Klar lerne ich im Urlaub immer Männer kennen, die mich für ein Abenteuer gewinnen möchten. Aber daran bin ich nun Mal nicht interessiert. Ich möchte Sexualität im Rahmen einer innigen, vertrauensvollen Partnerschaft erleben. Aber den Richtigen habe ich noch nicht gefunden, und so lange bleibt mein Bett notgedrungen kalt."

Mangelnde Zärtlichkeit

Fast die Hälfte der verheirateten Frauen leidet in der Liebe unter mangelnder Zärtlichkeit. In einer langen Partnerschaft geben sich Männer nicht mehr die Mühe, auf ein langes Vorspiel zu achten. Es fehlt auch die Romantik, die Liebe einzuleiten und vorzubereiten. Frauen empfinden das schnell als lieblos und gleichgültig. Sie machen innerlich zu, lassen sich auf die Erregung nicht mehr ein und denken nur: Mach schnell! Der Sex soll rasch vorbeigehen, damit „er" Ruhe gibt und zufrieden ist. Doch die

Lebensuhr tickt Ü60 lauter als in den Jahren zuvor. Man denkt sich häufiger „wie geht es eigentlich mir damit" und handelt auch danach. Mangelnde Zärtlichkeit und fehlende Aufmerksamkeit tun plötzlich innerlich weh und der Sex macht keine Freude mehr. Die Frauen ziehen sich zurück.

TIPP

Hier hilft nur ein offenes Gespräch. Frauen müssen auch in langen Ehen lernen, ihre Bedürfnisse zu schildern und zu erklären, was ihnen guttut und was nicht. Da die Erregungskurve langsamer ansteigt, brauchen sie ein langes Vorspiel. Wer sich ein Gespräch nicht traut, darf auch einen entsprechenden Zeitungsartikel oder ein Buch auf dem Tisch liegen lassen bzw. den Partner darauf hinweisen. Auf keinen Fall sollte man seine Unzufriedenheit noch länger herunterschlucken.

Schlechte Qualität des Liebesspiels

Die Generation der Frauen Ü60 fordert ein. Viele haben nach den Wechseljahren ihren zweiten Frühling erlebt und wollen weiter in die höchsten Gipfel der Lust stürmen. Sie lesen und sehen viel, sind experimentierfreudig und anspruchsvoll. Der immer gleiche Routine-Sex gefällt ihnen nicht mehr. Getreu Erika Pluhars Superhit „Das kann doch noch nicht alles gewesen sein", orientieren sie sich an dem, was alles möglich ist. Und wenn der Liebhaber sie langweilt, sagen sie das auch. Besonders trifft das Ehemänner, die in langen Ehen leben. Oft haben sich Muster der Sexualität eingespielt, die die Frau aber überhaupt nicht befriedigen. Doch sie hat sich Jahrzehnte nicht beklagt. Also glaubt der Partner, dass alles richtig ist, und bleibt bei „weiter so". Frauen Ü60 stellen aber plötzlich Ansprüche, wollen auch etwas davon haben und stellen Forderungen. Die Männer weichen erschrocken zurück und schnell stellt sich im Bett statt der erhofften Erfrischung eine Flaute ein. Es gibt dann nicht mal mehr schlechten Sex, sondern gar keinen.

TIPP

Kaufen Sie sich Erotik-Literatur, stellen Sie Kuschel-Musik an und stöbern Sie gemeinsam mit Ihrem Partner durch die Seiten. Nehmen Sie sich vor, einen Tag in der Woche etwas Neues im Bett auszuprobieren. Das klappt!

SEX-PROBLEME, UNTER DENEN BEIDE LEIDEN

Blasenschwäche

Blasenschwäche oder Inkontinenz ist ein Tabuthema. Niemand spricht gern darüber, dass es „tröpfelt". Man fühlt sich unsauber, hat Angst zu müffeln und möchte nichts weniger, als darauf angesprochen werden. Nicht mal Ehepaare, die viele Jahre zusammen sind, gehen offen miteinander um, wenn es um das Thema Inkontinenz geht. Schätzungsweise 25 % der Frauen und 12 % der Männer leiden darunter. Fast alle schweigen.

Auffällig wird es für den Partner erst, wenn der andere ständig zur Toilette muss und nicht mal einen Spaziergang durchhält, ohne in die Büsche zu huschen. Aber auch dann schenken sich Paare nur selten reinen Wein ein. Es ist ihnen alles zu peinlich!

Man kann sich gut vorstellen, wie verschwiegen das Thema behandelt wird, wenn sich Menschen gerade erst in einer Partnerschaft gefunden haben. Solche Unannehmlichkeiten haben in frischen Liebesbeziehungen nichts zu suchen. Doch wenn man intim wird, kommt die Wahrheit oft unfreiwillig ans Licht, und zwar sichtbar und dann ist es einem erst richtig unangenehm. Das Ergebnis ist klar: Das sexuelle Erleben ist belastet. Man hat Hemmungen, verkrampft, zieht sich manchmal sogar ganz zurück und schiebt Lustlosigkeit vor.

Schade, denn ein offenes Gespräch würde vieles erleichtern. Inkontinenz ist ein Volksleiden, allgegenwärtig in den Köpfen der Betroffenen. Natürlich sollte man nicht beim ersten Date in einem netten Café davon sprechen. Aber spätestens, wenn man intim werden möchte, sollte man seine Gedanken und Ängste offen mit dem Partner besprechen. Denn wer Verständnis und Einfühlungsvermögen erlebt, kann sich viel leichter entspannen und gerät nicht durch Versteckspiele unter Druck. Wissen beide, was los ist, können auch ganz offen Vorkehrungen getroffen werden, damit das Liebesspiel ohne Einschränkungen schön wird.

Vielleicht gehen auch beide zusammen zum Arzt und besprechen Therapiemöglichkeiten und offene Fragen gemeinsam. Auch auf die Gefahr hin, dass das Gespräch mit dem Arzt als unangenehm und peinlich empfunden wird: Es kann helfen, einen Weg zu finden, die Beschwerden deutlich zu verbessern und wertvolle Tipps bei Blasenschwäche zu bekommen.

Aber man kann auch selbst viel dazu beitragen, das Problem in den Griff zu bekommen:

- Beckenbodentraining: Wie es geht, kann man schnell und unkompliziert im Internet nachlesen bzw. sich in einem Video ansehen. Zudem kann man sich bei einer Therapeutin anleiten lassen oder einen entsprechenden VHS-Kurs besuchen und die gezeigten Übungen zu Hause regelmäßig nachmachen.
- Gewichtsreduktion: Jedes Kilo zu viel auf der Waage belastet den Beckenboden und kann zu einer überaktiven Blase führen. Abnehmen kann somit gegen Blasenschwäche helfen.
- Vaginalkonen, auch medizinische Liebeskugeln genannt, trainieren die Muskulatur des Beckenbodens.
- Auf harntreibende Getränke wie Kaffee und grünen Tee grundsätzlich verzichten: Eine halbe Stunde vor dem Sex nichts mehr trinken und vorher noch einmal auf die Toilette gehen. Bei Männern kann auch ein Kondom die abgehenden Tropfen auffangen.
- Stellungen vermeiden, die die Blase stark reizen: Für Männer kann die Reiterstellung unangenehm werden. Für Frauen die Rückenlage, wenn sie die Beine sehr zu sich heranzieht. Beide Partner müssen ausprobieren, was sie als angenehm empfinden und was nicht.
- Handtücher in Griffweite legen, denn manchmal geht doch mehr Urin ab, als erwartet.
- Vorsorglich Raumduft oder Aromaspray für das Schlafzimmer verwenden. Urin zersetzt sich an der Luft schnell und es breitet sich der typische Geruch aus. Vorbeugen schafft eine gute Atmosphäre und z.B. Duftkerzen.

TIPP

Sollte bei Sex etwas Harn abgehen, ist das jedoch nicht schlimm. Urin ist keine Infektionsquelle, sagen die Experten. Sorgen müsse man sich deswegen nicht machen. Damit die Matratze geschützt ist, kann man spezielle Einlagen unterlegen. Diese sind in Apotheken und Sanitätshäusern erhältlich und können ganz diskret und völlig unauffällig unter das Laken gelegt werden.

Sexuelle Lustlosigkeit

Männer wollen immer und überall. Diese Vorstellung spukt zumindest in den Köpfen der meisten Menschen. Unsinn! 15 bis 20 % der Männer Ü60 und 32 % der Frauen in dieser Altersgruppe haben nur noch selten sexuelle Fantasien und Lust auf Sex. Dabei war das bei den meisten von ihnen nicht immer so. Nur circa fünf % der Menschen sind „asexuell", machen sich also grundsätzlich nichts aus Sex. Die anderen haben die Lust erst im Laufe des Lebens immer mehr verloren. Die Ursachen sind vielfältig. Oft liegt es an Hormon- oder neurologischen Störungen, Leber- oder Nierenerkrankungen, Medikamenten, Drogen-, oder Alkoholmissbrauch. Aber auch Beziehungsprobleme, Ängste, Depressionen, zu hohe sexuelle Ansprüche an sich selbst oder eine zu hohe Erwartungshaltung des Partners können ursächlich sein. Oft reicht auch ein Mangel an Gelegenheiten.

„Ich war die Frau ohne Unterleib", lacht die 72-jährige Isabel. Die ehemalige Grafikerin ist zweifache Großmutter und lebt seit sechs Jahren allein. Ihr Mann ist bei einem Verkehrsunfall ums Leben gekommen. Isabel hat sich nach 35 Ehejahren keine neue Liebe mehr vorstellen können. „Sex war kein Thema mehr in meinem Leben. Vor dem Unfall war mein Mann zwölf Jahre lang krank gewesen. Er hatte nach einer Prostatakrebs-Operation extreme Potenzstörungen. Ich wollte ihn nie deshalb verletzen und habe meine Sexualität einfach abgestellt. Wir haben nie mehr über Lust und Liebe gesprochen. Wir hatten aber trotz aller Beschwernisse immer ein inniges, liebevolles Miteinander." Isabel erzählt, dass sie Nacht für Nacht eng an ihren Mann gekuschelt eingeschlafen ist. „Die Löffelchen-Stellung war bei uns die Regel. Wir haben es geliebt, einander atmen zu hören", erzählt sie. Sex hat ihr auch nie gefehlt. „Es geht auch ohne, garantiert", versichert sie. „Ich bin doch nicht eine Abhängige meiner Sexualität. Wenn es keine geben soll, gibt es eben keine. So einfach ist das für mich."

Erst als sie sich vor einem Jahr auf Mallorca in eine Urlaubsbekanntschaft verliebt hat, bekam sie wieder Interesse am Sex. „Aber auch mächtige Angst. Ich dachte wirklich, ich hätte es verlernt. Aber ganz ehrlich – es war plötzlich genauso wie mit 18. Es passte alles, weil in meinem Leben alles passte. So einfach ist das."

Ob und ab wann man wenig Sex als störend empfindet, ist individuell unterschiedlich. Beim sexuellen Verlangen, fachlich auch Libido genannt, ist das Feld groß. Es gibt Menschen, die haben täglich Appetit auf Sex, anderen reicht es einmal in der Woche oder einmal im Monat oder gar einmal im Jahr. Oder, wenn man in einer Situation ist wie Isabel, kann man auch jahrelang auf Sex verzichten.

Ein Problem-Thema wird es, wenn ein sexuell wenig interessierter Mensch einen Partner findet, der sehr aktiv sein möchte. Oder, wenn bei einem vorher sexuell aktiven Menschen das Bedürfnis nach Lust in kurzer Zeit stark nachlässt und der Partner darunter leidet. Sexualität ist für viele Menschen die intensivste Form, Nähe, Zuneigung und Verbundenheit auszudrücken. Wenn im Bett entgegen der Bedürfnisse nichts mehr passiert, ist die Beziehung unweigerlich belastet.

Für die 81-jährige Annegret kam die Lustlosigkeit ihres fünf Jahre jüngeren Lebenspartners überraschend. „Ich liebe Sex und war auch in den ganzen zwanzig Jahren unserer Partnerschaft immer sehr zufrieden damit. Einmal in der Woche hatten wir immer miteinander geschlafen. Doch vor zwei Jahren war plötzlich Schluss damit. Erik murmelte nur noch „Nö“ und „heute nicht“. Anfangs dachte ich, er sei vielleicht erkältet oder fühle sich aus anderen Gründen nicht wohl. Aber als er sich nach vier Wochen immer noch jeden Abend zur Seite drehte und einschlief, machte ich mir Gedanken". Annegret erinnert sich, dass sie Erik mehrmals auf den ausbleibenden Sex ansprach, er aber immer ihren Fragen auswich. Sie merkte schnell, dass er abblockt und deshalb hat sie sich auch zurückgezogen. „Ich habe versucht, das zu akzeptieren. Aber ich habe gemerkt, dass ich mich nicht nur körperlich einigelte, sondern mich auch innerlich zurückzog. Ich erzählte Erik immer weniger, was mich bewegte und begann mich in meiner eigenen Welt einzurichten." Fast ein Jahr lang trudelte ihre eigentlich glückliche Beziehung in die Krise. „Wir haben uns immer mehr verloren, zum Schluss sind wir nur noch nebeneinander hergetrottet."

> „Mit Sex bin ich durch. Ich habe keine Lust mehr. Ich bin aus dem Alter raus, bin froh, dass das alles hinter mir liegt."
>
> *Nina Hagen*

Die Wende kam, als eine Freundin sie auf die beklemmende Stimmung ansprach. „Da habe ich geweint und mein ganzer Frust floss mir in Form von Tränen über die Wangen", erzählt sie. Die Freundin wusste Rat. Sie drängte Annegret zu einem Gespräch mit ihrem Partner. Schweren Herzens unternahm sie noch einmal einen Versuch. Aber sie sprach nicht mit Erik, sondern schrieb ihm einen langen Brief, in dem sie formulierte, was sie so sehr bedrückte. Erik war tief gerührt von Annegrets Offenheit und betroffen, dass es ihr so schlecht ging. „Damals haben wir endlich offen sprechen können. Erik hat meinen inneren

Rückzug gar nicht mit seiner Lustlosigkeit in Verbindung gebracht, sondern sich schon Gedanken gemacht, dass ich an Depressionen leiden würde. Warum er keine Lust mehr auf Sex hat, konnte er nicht erklären. Er meinte, er habe einfach andere Dinge im Kopf, denen er viel Aufmerksamkeit schenken möchte.“ Erik arbeitete als Touristenführer, bereitete sich intensiv auf seine Führungen vor. Das beanspruchte ihn sehr und für Sex fehlte ihm einfach die Energie. Annegret war zwar enttäuscht, wollte ihm aber helfen, wieder Lust zu bekommen. „Wir haben dann gemeinsam überlegt, was uns die Freude an der Liebe wieder zurückbringen könnte.

Unsere Idee: Wir drehen die Zeit einfach zurück, machen wieder das, was wir als frisch Verliebte auch unternommen haben. Also sind wir viel ausgegangen, haben gegessen, getrunken und getanzt. Wir sind ein paar Tage zum Wandern gefahren und zum Karneval nach Venedig gedüst – so wie damals, als wir uns noch gegenseitig die Sterne vom Himmel holen wollten. Es war auch wieder wunderschön und in Venedig hatten wir auch wieder Sex. Aber insgesamt ist Erik nicht mehr derselbe. Er sagt, er brauche nicht mehr so viel Sex wie früher. Klar ist das schade für mich, aber ich kann es heute besser einordnen. Es hat nichts mit mir zu tun, auch nicht mit unserer Beziehung. Es ist vielmehr das Leben, das einfach im Fluss ist und dafür sorgt, dass sich Dinge ändern. Wir bleiben nicht immer gleich. Was uns heute wichtig ist, ist morgen uninteressant. Wer heute gar nicht mehr aus dem Bett möchte, kann morgen ein Sexmuffel sein. Nichts bleibt, wie es ist. Das ist gut so. Es heißt aber auch, dass Erik sich morgen ganz anders fühlen kann. Vielleicht reißt er mir dann wieder jeden Morgen zum Frühstück den Morgenmantel auf, so wie er es früher immer gern getan hat. Jedenfalls gebe ich die Hoffnung nicht auf, dass die Lust bei uns wieder anspringt. Ich habe auch ein Lust-Rezept für uns zusammengestellt. Die Zutaten sind gemeinsame Zeit, Zärtlichkeit und gute Gespräche. All das fördert die Lust. Garantiert."

Annegret macht alles richtig, aber sie hat zu lange gewartet. Sie hätte schon früher, so intensiv wie jetzt geschehen, auf ihren Erik eingehen müssen. Denn auch wenn man wie Annegret ganz gut damit umgehen kann, dass der Partner nicht mehr will, muss man auf jeden Fall die Ursache kennen. Wir haben gelesen, dass Medikamente und Krankheiten die Lust auf die Lust vertreiben. Aber es können auch ganz normale Alltagsprobleme zu mangelnder sexueller Lust führen. Die sich im Laufe einer Beziehung entwickeln und ihr gefährlich werden können. Dazu gehören zum Beispiel zu wenig Nähe oder Zeit füreinander, fehlende oder negative Kommunikation, unzureichender Austausch der Wünsche und Bedürfnisse oder nachlassende Zuneigung. Auch eine unbewusste Ablehnung des Partners kann ursächlich sein. Egal wie es ausgeht, wer sich um die Lust kümmert, tut immer auch der Beziehung einen guten Dienst. Wer also Hilfe sucht und Krankheiten ausschließen kann, muss meistens grundsätzlich an seiner Partnerschaft arbeiten.

ACHTUNG

Ein Libidoverlust kann ein Warnsignal des Körpers oder der Seele sein und ein Problem anzeigen, dem nachzugehen sich lohnt.

Alle, die jetzt Klarheit suchen, sollten die unten stehenden Fragen ganz in Ruhe und sehr ehrlich beantworten.

Acht Fragen, die man sich allein beantworten sollte

1. Bestand die sexuelle Unlust schon immer?
2. Wann ist sie aufgetreten?
3. Wie hat sich die Situation geändert?
4. Wie hat sich die Häufigkeit des Verkehrs geändert?
5. Bezieht sich die Unlust nur auf den Sex mit dem Partner oder auf alle sexuelle Aktivitäten?
6. Gab es einschneidende Lebensereignisse zum Zeitpunkt des Eintretens der Unlust?
7. Welche Krankheiten und andere sexuelle Störungen habe ich?
8. Welche Medikamente nehme ich?

Acht Fragen, die man gemeinsam mit dem Partner beantworten sollte

1. Was möchte jeder gerne mit dem anderen in der Freizeit erleben?
2. Welche Themen und Beschäftigungen kommen bei uns zu kurz?
3. Was erlebt jeder als belastend in der Beziehung und was würde jeder gerne ändern?
4. Worüber grübeln beide am meisten?
5. Was macht uns glücklich?
6. Was hält jeden von einer lustvollen Sexualität ab?
7. Was kann man sich beim Partner als anregend vorstellen?
8. Wie sieht der größte sexuelle Wunsch aus?

TIPP

Solche Gespräche sind für viele nicht einfach zu führen. Wenn ein Partner blockt, kann ein Arztbesuch und/oder eine Paarberatung weiterhelfen.

Wem es gelingt, die Fragen ehrlich und vertrauensvoll zu beantworten, wird bald nicht mehr über Lustlosigkeit klagen müssen. Zum einen hat der Arzt viele Möglichkeiten zu helfen. So kann er bei einer zu geringen Hormonproduktion ein Ergänzungsmedikament verschreiben oder Medikamente austauschen. Auch die Verschreibung anregender Mittel ist denkbar. Zum anderen kann man aber auch selbst etwas dazu beitragen.

Und so geht's:

Achten Sie auf einen gesunden Lebensstil Verzichten Sie auf das Rauchen, auf Alkohol und ungesunde Nahrungsmittel. Essen Sie hochwertig, trinken Sie genügend Wasser, bewegen Sie sich oft an der frischen Luft und treiben Sie Sport.

Lösen Sie Ihre Beziehungsprobleme Wichtig ist, dass in der Partnerschaft Offenheit herrscht. Nehmen Sie sich Zeit, dem Partner Ihre Erwartungen an eine Beziehung zu erzählen. Wer Enttäuschung und Frust hinunterschluckt, kann keine Änderung erwarten. Nichts kommt von allein. Also sprechen Sie aus, was Sie gern hätten und erwarten.

Schaffen Sie Freiraum für die Lust Dazu gönnen Sie sich und Ihrem Partner regelmäßig eine Auszeit vom Alltag. Einfach mal ins Blaue fahren, eine Radtour unternehmen oder einen Theaterbesuch mit anschließendem schönen Abendessen. Sich in die Augen sehen, an die Hand nehmen, den Partner spüren lassen, wie sehr man ihn liebt und wie gern man mit ihm zusammen ist und – warum nicht gleich heute – auch intim zusammen sein möchte. Schaffen Sie Gelegenheit, die Lust leben zu lassen. Dann meldet sie sich ganz bestimmt zurück.

WAS IST EIGENTLICH „GUTER SEX"?

Die beste Freundin fragt neugierig danach, wenn man von der ersten Nacht mit einem Traummann erzählt. Der unsichere Partner stellt die Frage auch gern, weil er sich Bestätigung wünscht. Und unter Männern wird hinter vorgehaltener Hand getuschelt, ob die eroberte Flamme auch gehalten hat, was man sich auf den ersten Blick von ihr erhofft hat. Wohl jeder hat die Frage schon einmal gehört: „War der Sex gut?" Die Antworten fallen unterschiedlich aus. Genüssliches, vielsagendes Lächeln, ein gelangweiltes Schulterzucken, ein deutliches Kopfschütteln.
Doch meist sind solche Reaktionen nur Verlegenheit. Denn kaum jemand kann die Frage treffend beantworten, weil er gar nicht weiß, was guter Sex eigentlich ist. Ist „gut", wenn beide zum Orgasmus kommen? Oder ist es „gut", wenn der Geschlechtsverkehr sehr lange gedauert hat? Und was ist, wenn man experimentierfreudig war und Dinge kennengelernt hat, die man sich bis dahin gar nicht vorstellen konnte? Ist das „gut"? Oder eher schlecht?

Die 68-jährige Ulrike schwärmt nach einer Nacht mit einer Zufallsbekanntschaft aus dem Internet am nächsten Morgen bei ihrer Freundin: „Ich hatte den besten Sex meines Lebens!“ Und sie erzählt auch gleich, woran das lag: „Ich hatte auch mal etwas davon.“ Dann schildert sie immer noch ziemlich atemlos, dass es ihr Liebhaber durch raffinierte Zungenspiele geschafft hat, sie mehrfach zum Orgasmus zu bringen. „So etwas habe ich noch nie erlebt“, japst sie vor Wonne und man kann durch den Telefonhörer heraushören, wie körperlich zufrieden sie ist. Hier steht fest: Ulrike hat überzeugende Argumente für „guten“ Sex. Für sie gilt: Sie ist gekommen und gleich mehrfach. Das ist natürlich gut.

Aber unter „gut“ kann man noch vieles anderes verstehen. Man kann Sex auch als „gut“ empfinden, ohne von einem Lustgipfel zum anderen zu stürmen. Wer nur einen oder gar keinen Orgasmus hatte, muss nicht unbedingt schlechten Sex gehabt haben. Aber was ist denn nun gut?

Wenn man diese Diskussion beginnt und anfängt, über guten Sex nachzudenken, landet man bereits in der Sackgasse. Denn guter Sex beginnt da, wo man aufhört zu denken.

Heute leben wir alle mit einem sexuellen Überangebot. Pornos, Sexläden, jede Menge Anleitungen für Sex-Techniken, wie man sie garantiert noch nicht kennt. Beschreibungen exzessiver Spielarten stürmen die Bestsellerlisten im Büchermarkt. Fetische sind alltagstauglich, Single-Clubs werben offen in Anzeigenblättchen um Kunden, und alberne Sex-Probleme werden im Fernsehen zur besten Sendezeit hochgespielt. Immer mehr Menschen glauben, über ihre Grenzen gehen zu müssen, um bei der medialen Sex-Lastigkeit noch mithalten zu können und nicht als verklemmt und spießig zu gelten.

In diesem ganzen Wirrwarr aus sexuellem Überangebot, eigener Unsicherheit und der Sorge, etwas zu verpassen, verlieren wir den eigentlichen Kern aus den Augen. Es sollte beim Sex nur um zwei Menschen gehen und ihre Zufriedenheit. Es geht nicht um öffentlich hochgepeitschte Anforderungen an Liebende, die mit allen Mitteln erfüllt werden müssen. Wir müssen nichts beweisen, wir müssen keine exotischen Übungen probieren und die klassischen Kamasutra-Stellungen „rauf und runter" beherrschen. Wir müssen auch nicht versuchen, uns an den ungewöhnlichsten Orten zu vergnügen und einfach, zweifach, dreifach kommen. Aber wir müssen aufpassen, dass wir uns nicht in diesem ganzen Durcheinander verlieren.

„Wenn Frauen nicht mehr wissen, was sie tun sollen, ziehen sie sich aus. Und das ist wahrscheinlich das Beste, was Frauen tun können."

Samuel Beckett

WO IST DIE LIEBE AM SCHÖNSTEN?

Liebe am Strand, im Auto, im Fahrstuhl? Alles Quatsch: Über 90 % der Menschen finden es im warmen Bett am schönsten. Eine flackernde Kerze und leise Musik wie z. B. Kuschel-Rock dazu sind optimal. Also – sparen Sie sich unbequeme Experimente im piksenden oder feuchten Gras oder im knirschenden Sand.

Letztlich ist es ganz einfach: Sex ist dann gut, wenn er für zwei Menschen erfüllend ist, wenn er für sie „stimmt“. Das bedeutet, dass er zur Situation, den Vorstellungen und Wünschen der beiden Beteiligten passt. Guter Sex bedeutet, dass die gesamte Konzentration und der Fokus auf einem selbst und auf den Gefühlen, Empfindungen und Bedürfnissen des Partners liegen. Das kann nicht funktionieren, wenn man den Bildern nacheifert, die uns in Pornos präsentiert werden.

Sex ist der intimste Austausch von zwei Menschen, die sich vertrauen und sich sehr nahe sein wollen und Lust aufeinander haben. Sex ist dann gut, wenn die Beteiligten weniger denken und mehr fühlen, so lange, bis es nur noch den Partner und das Miteinander gibt, bis sie aufhören, Rollen nachzuspielen und sich gegenseitig zu bewerten. Er ist dann gut, wenn sie miteinander in der Erregung verschmelzen, zur Einheit werden und sich im „wir“ verlieren. Das heißt nicht, dass man nicht alle möglichen Spielarten ausprobieren darf. Das heißt nur, dass man es nicht muss, sondern sich von den eigenen Bedürfnissen treiben lassen kann, auch wenn es immer gleich abläuft und nach den Maßstäben anderer langweilig und fad ist. Man kann sich über Blümchen- oder Kuschelsex lustig machen. Aber er ist dann perfekt, wenn er uns zufrieden und innerlich satt macht. Wir müssen nur auf unser Innerstes hören und unseren Wünschen folgen. Deshalb gibt es kein Standardrezept für genussvollen guten Geschlechtsverkehr, denn der ist so individuell wie die Menschen, die ihn haben. Aber wenn Sie ein paar Dinge beachten, dann lässt sich das sexuelle Vergnügen auch locker auf ein hervorragendes Ergebnis steigern. Aber tun Sie es ohne feste Vorstellungen im Kopf. Arbeiten Sie nicht „ab", was Sie jemals gehört und gesehen haben, sondern begeben Sie sich auf eine spannende Reise, auf der Sie sich und Ihren Partner entdecken und sich gegenseitig viel Lust schenken.

TIPP

Sie wünschen sich guten Sex?

- Dann werfen Sie alle Tipps für guten Sex über Bord,
- nehmen Sie nur ernst, was sich für Sie gut anfühlt, und worauf Sie wirklich Lust haben und
- finden Sie neugierig heraus, wie das zu den Wünschen des Partners passt.

WAS MAN FÜR EIN GUTES SEX-LEBEN KONKRET TUN KANN – ALLEIN!

Man muss nicht täglich seine Fitness trainieren und sich jede Menge Expertenwissen anlesen, um guten Sex zu haben. Aber man sollte an den Voraussetzungen arbeiten und eine perfekte Grundlage schaffen, um im Bett so richtig erfolgreich zu sein. Das geht am besten in mehreren Schritten. Zuerst müssen Sie wissen, was für Sie allein wichtig ist. Wenn Sie sich das erarbeitet haben, widmen Sie sich dem Partner und legen dann zu zweit die Basis für richtig guten Sex.

1. Entdecken Sie Ihre eigenen Bedürfnisse – und stehen Sie dazu!

Wichtig ist, in der Liebe das zu tun, was man wirklich möchte und sich keinem Diktat zu unterwerfen. Deshalb sollte man immer in sich hineinhören und sich fragen: Was will ich wirklich? Mögen Sie Sex unter freiem Himmel oder doch eher im Auto? Aber auf jeden Fall wünschen Sie sich, dass Ihr Partner dabei eine Uniform trägt. Ach nein, Sie träumen davon, jede Menge Sexspielzeug zu benutzen. Auch gut! Erforschen Sie Ihre Begierden. Seien Sie dabei ruhig mutig. Sie dürfen das!

2. Akzeptieren Sie sich so, wie Sie sind!

Frauen haben häufig ein Problem, sich selbst zu lieben. Sie finden sich zu dick, zu alt, zu faltig und absolut unscheinbar. Aber die anderen, die sind natürlich viel, viel attraktiver. Männer hadern mit sich, wenn die berufliche Position weg ist. Vielen Rentnern und Pensionären fehlen Titel und Visitenkarten. Sie fühlen sich aus dem System gekickt, das Selbstwertgefühl liegt am Boden. Wer jedoch zu sich steht, hat die „Ich mag mich"-Ausstrahlung und wirkt dadurch sehr anziehend. Die kleinen Schwachpunkte an der Figur, der verrauchte berufliche Erfolg, all das ist dann vollkommen egal. Es sind die Menschen mit einer gesunden Portion Selbstbewusstsein und Gelassenheit, die ihre Sexualität rundum genießen können. Weil sie beim Sex nicht an Pölsterchen und Auftritt denken, sondern sich in die Lust fallen lassen können.

3. Reden Sie darüber!

Sie wollten schon immer einmal einen perfekten Striptease präsentieren? Oder Sie träumen davon, Sex am Strand zu erleben? Dann verraten Sie das Ihrem Partner. Offener Austausch ist wichtig. Nur: Wie bringt man seinem Partner bei, wovon man heimlich träumt? Am besten klappt das in einer entspannten Atmosphäre, beim schönen Abendessen, bei einem Drink in einer Bar oder wenn man gemütlich im Garten zusammensitzt. Natürlich ist das nicht immer leicht. Man kann vielleicht grundsätzlich nicht so offen über Sexualität sprechen oder der Wunsch ist so ausgefallen, dass man Sorge hat, dafür abgelehnt zu werden. Aber meistens ist genau das Gegenteil der Fall. Wenn die Beziehung an sich stimmt, dann wird sie mit sexueller Offenheit noch besser.

> „Mit einer verliebten Frau kann man alles machen, was man will."
> *Marcello Mastroianni*

4. Trainieren Sie Ihren Beckenboden

Eine starke Beckenbodenmuskulatur lässt Frauen mehr spüren und hilft Männern, die Ejakulation hinauszuzögern. Sie ist also für beide wichtig, steigert die Lust und ist der Schlüssel für guten Sex. Trainieren ist leicht: Einfach beim nächsten Toilettengang den Harnfluss durch Anspannen der Muskeln unterbrechen. So kommen die Beckenbodenmuskeln zum Einsatz. Man kann das An- und Entspannen während des Tages immer wieder üben – beim Sitzen, beim Stehen, im Liegen.

5. Geben Sie nichts auf Sex-Mythen

Der legendäre G-Punkt als Orgasmusgarant, die Prostata-Stimulation als Allheilmittel für müde Männer. Immer wieder verkünden die Medien DIE ultimative Sex-Praxis. Grundsätzlich gilt: Lassen Sie sich nicht verunsichern! Ihr Bett ist kein Forschungslabor. Sie müssen sich nicht immer nach den neusten Erkenntnissen lieben, sondern dürfen selbstverständlich auch bei der „klassischen“ Variante bleiben. Wichtig ist, dass man entspannt an die Erotik geht, locker bleibt und Sex spielerisch sieht. Gut ist, was Spaß macht. Einfach so, ganz ohne Garantien und Optimierungsverfahren.

WAS MAN FÜR EIN GUTES SEX-LEBEN KONKRET TUN KANN – ZU ZWEIT!

Wenn Sie diese fünf Punkte verinnerlicht haben, erarbeiten Sie sich, was man zu zweit tun kann. Auch ganz in Ruhe und ohne Zeitdruck. Guten Sex gibt es nicht auf Knopfdruck. Man muss ihn sich liebevoll erarbeiten, mit Kopf, Herz und Unterleib.

Und so geht's:

1. In langen Beziehungen wieder für Frische sorgen

Wenn in einer langjährigen Beziehung innerlich kein Miteinander mehr vorhanden ist, Einfühlungsvermögen und Innigkeit fehlen und es keinen echten Austausch mehr gibt, verliert die Sexualität ihre Faszination. Egal wie raffiniert die Stellungen sind und wie geschickt die Finger auf der Haut tanzen – der Sex bleibt stumpf, ohne Leben, schmeckt wie welker Salat. Was fehlt? Frauen möchten sich mit ihrem Mann wie unter einer Glocke der Zweisamkeit fühlen. Sie möchten den Rausch, aber auch das Gefühl der ganzheitlichen Hingabe. Wenn das fehlt, macht es ihnen keinen Spaß mehr. Sie haben zwar Lust, bleiben aber im Innersten unberührt. Zuerst verspannen sie, dann weichen sie aus. Still und leise ziehen sie sich vom Sex zurück. Männer mögen das nicht glauben, machen Druck und damit alles nur noch schlimmer.

„Er will ja nur Sex", denken diese Frauen, fühlen sich noch einsamer und entfernen sich immer weiter von ihrem Partner. Schließlich machen sie ganz dicht, zumindest innerlich. Die einen halten aus und machen äußerlich weiter mit, werden innerlich aber immer verhärteter. Die anderen ziehen sich komplett vom Sex zurück, geben den Männern die Schuld, ertragen dazu noch deren Schuldvorwürfe.

Beides ist ein emotionaler Super-GAU: Die Frauen verkümmern, verurteilen den Sex und leugnen ihr eigenes Bedürfnis danach.

Die 64-jährige Sabine kann gut erklären, wie sich das in ihrer mehr als 40-jährigen Ehe anfühlt: „Schon lange ist bei uns alles nur noch Programm. Er fordert seinen Sex ein und ich habe das Gefühl, mitmachen zu müssen, sonst wäre was nicht richtig. Aber es ist schon lange nicht mehr richtig so."

Wie lange sich das schon so für sie anfühlt, kann Sabine nicht erklären. Sie kann sich aber noch gut erinnern, wie prickelnd und virtuos sie sich einmal geliebt haben. „Ich kann mich erinnern, dass ich manchmal im Bett wie weggeschaltet war. Ich habe Glocken gehört, war wie in einer Art Trance." Doch die Trance wich der Langweile. Sabine hat angefangen, beim Sex über die Hausarbeit nachzudenken und ob sie anschließend noch den neuen Tatort sehen kann. Zwischendurch habe sie immer mal versucht, mit ihm zu reden. Aber es hat ihren Mann Bernd nicht interessiert. Häufig hat sie auch Unwohlsein vorgetäuscht. Aber dann hat es Krach gegeben. „Bernd beharrt einfach auf seinem Sex, ohne mitzukriegen, wo ich eigentlich bin und was mit uns los ist. Wenn ich nicht will, wird er richtig gereizt und reagiert seine Unruhe an mir ab. Ich habe dann die Wahl: Entweder halte ich aus, dass er launisch, unruhig und aggressiv wird. Oder ich halte die zwei, drei Minuten durch. Dann ist wenigstens der Alltag jenseits des Bettes noch schön."

Aber dieses wöchentliche Pflichtprogramm wird Sabine immer lästiger. Sie wehrt ihren Bernd immer häufiger ab. Bis auch im Alltag Distanz herrscht.

Für Sabine ist Sex zum Albtraum geworden. Aber sie weiß nicht, wie sie ihrem Mann vermitteln soll, was ihr fehlt. Denn eigentlich fehlt beiden nichts.

Bis auf guten Sex. Daraus wachsen Spannungen und Unzufriedenheit, nicht nur bei Bernd, sondern auch ihr. Denn wenn man Körperlichkeit ohne Nähe praktiziert, dann sorgt jede körperliche Vereinigung für wachsenden unterschwelligen Widerstand und seelische Distanz. Ein Teufelskreis, aus dem nur mutige Offenheit herausführt.

Sabine und Bernd brauchen einen neuen Weg. Bernd darf nicht mehr einfach auf Sex beharren. Er sollte auf Sabine anders zugehen. Er muss einsehen, dass seine Frau nicht dazu da ist, ihn zu erregen oder ihm für sein Bedürfnis nach Sex zur Verfügung zu stehen. Wenn die Sexualität nicht erfüllt, wenn sie mechanisch und routiniert wird, wenn sie immer seltener stattfindet, dann ist es Zeit für den Mann, in sich hineinzuhorchen und bei der Frau nachzufragen: „Was ist hier los? Was geht dir ab? Was fehlt mir?“ Er muss lernen, sie wieder zu öffnen. Das kann er, wenn er erkennt, wo der Sex eigentlich seinen Ursprung hat – nämlich im Inneren. Was ihm so guttut, wenn er in Bewegung und in Fahrt ist, wenn er in seine Kraft kommt – das geschieht nicht durch Stellungen, Reibung oder ausgefallene Ideen. Das kommt aus seinem Inneren. Es ist eine Quelle, an die man andocken kann, wenn man lernt, wirk-

> **„Die Ehe ist eine Hölle bei gemeinsamem Schlafzimmer; bei getrennten Schlafzimmern ist sie nur noch ein Fegefeuer; ohne Zusammenwohnen wäre sie vielleicht das Paradies.“**
>
> *Henry de Montherlant*

lich in sich hinein zu fühlen, wenn man wirklich tief bei sich ist.

Und genau das ist es, was Sabine wichtig ist, wonach sie sich sehnt. Sie öffnet sich, wenn sie innerlich – im Körper, im Herzen und in der Seele – berührt wird. Dann wird sie weich, freudvoll und lebendig.

Wenn Männer wie Bernd auf Dauer „guten Sex" wollen, dann dürfen sie im Bett nicht automatisiert einfach weitermachen wie bisher und ihre Triebe rücksichtslos ausleben. Sie müssen sich vielmehr mehr für ihre inneren Gefühle und für ihre seelischen Vorgänge öffnen. Sie müssen neugierig sein auf das, was ihr gesamtes Innenleben ausmacht. Wenn sich Bernd selbst näherkommt, kommt er auch Sabine wieder näher.

> „Sex ohne Erotik ist wie Turnen ohne Geräte!"
>
> *Faye Dunaway*

Dazu braucht er sich nicht groß mit theoretischem Psycho-Kram zu beschäftigen. Wichtig ist es, nur in sich hineinzuhorchen, den eigenen Körper und die eigenen Gefühle wahrzunehmen. Dann ändert sich das Miteinander und es öffnet sich auch wieder die Körperlichkeit ganz neu. Für beide!

TIPP FÜR SIE

Haben Sie Mut! Probieren Sie etwas Neues aus und nehmen Sie Ihren Mann mit auf die spannende Reise in eine frische Sexualität. Was Ihnen gefällt, können nur Sie selber wissen. Nehmen Sie sich die Zeit, in sich hineinzuhorchen. Gut geht das aber nur, wenn Sie Ruhe dazu haben. Legen Sie sich auf eine Wiese und träumen sich ein bisschen weg. Oder entspannen Sie auf dem Sofa und fragen Sie Ihr Innerstes, was Ihnen Lust machen würde.

TIPP FÜR IHN

Lassen Sie sich voll und ganz auf Ihre Partnerin ein – auch oder gerade in Sachen Sex. Informieren Sie sich über den weiblichen Körper und seine Sexualität und werden Sie ein Frauenversteher. Dann können Sie Ihre Frau glücklich machen und damit auch sich selbst. Und das geht in jedem Alter, ganz gleich, wie lange man bereits ein Paar ist.

2. Auf den Moment achten

Die meisten Frauen brauchen das Gefühl von Nähe und Vertrautheit, bevor sie Lust auf körperliche Liebe bekommen. Um Frauen Geborgenheit zu geben und das Bedürfnis nach emotionaler Nähe zu stillen, gibt es eine einfache und wirkungsvolle Methode: Schenken Sie ihr Aufmerksamkeit. Das ist sehr viel einfacher, als Sie vielleicht glauben.

Und so geht's:

- Konzentrieren Sie sich auf Ihre Partnerin! Zum Start beginnen Sie mit einem Tag, an dem sich alles nur um die eine Frau an Ihrer Seite dreht.
- Geben Sie ihr das Gefühl der Einmaligkeit! Vermitteln Sie Ihrer Partnerin, dass sie für Sie das Wichtigste auf der Welt ist – und sagen Sie ihr das auch!
- Fragen Sie danach, was sie sich wünscht! Sorgen Sie dafür, dass sie sich wohlfühlt. Sie müssen ihre Wünsche nicht von den Augen ablesen, Sie dürfen auch danach fragen. Nach einem warmen Tee? Etwas Süßem zum Naschen? Einem neuen Buch?
- Bringen Sie ihr regelmäßig Blumen mit! Klar ist das ein alter Hut. Aber Frauen mögen nun mal diese Form der Aufmerksamkeit.

- Auf Blickkontakt achten! Suchen Sie in Gesprächen immer wieder die Blicke Ihrer Partnerin. Das vermittelt Zuwendung.
- Schaffen Sie in Ihrer Wohnung Atmosphäre! Zünden Sie jeden Tag eine Kerze an, legen Sie leise Musik auf, kuscheln Sie sich zu ihr auf das Sofa.
- Planen Sie gemeinsame Zeit ein! Reservieren Sie jeden Tag für Ihre Partnerin Zeit – für einen Spaziergang, ein langes Frühstück oder ein schönes Abendessen mit einem hübsch gedeckten Tisch.
- Erzählen Sie von früher! Weißt du noch …? Erinnern Sie sich, wie Sie sich kennengelernt haben, welche tollen Erlebnisse sie zusammen hatten und was Ihnen daran so gut gefallen hat. Das hört man auch gern, wenn es erst ein paar Wochen her ist.
- Schmieden Sie Pläne! Was haben Sie sich schon lange vorgenommen? Die neue Gerhard- Richter-Ausstellung zu besuchen? Ein Wochenende in Berlin zu verbringen? Oder endlich mal die Weinprobe im Rheingau zu erleben? Träumen macht Spaß und bindet!
- Laden Sie sie zum Ausflug ein! Mit einem Tag oder einem Wochenende außerhalb der eigenen vier Wände schenken Sie Ihrer Partnerin eine Auszeit von der täglichen Routine und den üblichen Pflichten.

SO BRINGEN SIE ROMANTIK IN DIE BEZIEHUNG

Männer tun sich oft schwer damit, ihre romantische Seite zu zeigen. Dabei ist es gar nicht so schwer. Lassen Sie sich auch von den folgenden Beispielen inspirieren – die für Männer und Frauen gleichermaßen gelten.

- Schenken Sie Ihrer Partnerin einen Blumenstrauß, den Sie selbst beim Gärtner ausgesucht haben, oder pflücken Sie ihre Lieblingsblumen auf einer Wiese. Männer freuen sich über etwas Leckeres zum Naschen oder einen guten Wein.
- Schicken Sie sich Liebeserklärungen per SMS oder WhatsApp aufs Handy.
- Machen Sie Selfies, die Sie dem Partner von unterwegs senden. So sind Sie sich immer nah.
- Umarmen Sie sich, wenn Sie nach Hause kommen. Sagen Sie sich, wie sehr sie sich den Tag über vermisst haben.
- Dekorieren Sie den Tisch bei einem romantischen Abendessen mit Rosenblättern, stellen Sie ein kleines Geschenk dazu.
- Führen Sie Ihre Partnerin/Ihren Partner in ihr/sein Lieblingsrestaurant aus. Männer sollten sich als Kavaliere der alten Schule geben, indem sie ihr die Jacke abnehmen, den Stuhl zurechtrücken, den Wein nachschenken. Frauen sollten zeigen, wie sehr sie sich über die Aufmerksamkeit freuen.
- Unternehmen Sie miteinander einen Spaziergang in der untergehenden Sonne, das kann am Strand sein oder am Waldesrand, und halten Sie sich dabei an den Händen. Bleiben Sie stehen und küssen Sie sich liebevoll.

3. Was Frauen und Männer gerne hören

Das Sprichwort „Reden ist Silber, Schweigen ist Gold" gilt nicht immer. Liebe und Erotik jedenfalls können Worte gut gebrauchen. Komplimente tun beiden gut. Aber Sie dürfen die Worte nicht einfach so dahinsagen. Drücken Sie aus, was Sie wirklich fühlen. Was man sich sagt, muss echt sein. Hier ein paar Vorschläge, die Sie aber auch individuell nach Herzenslust variieren können:

- Von einem Partner wie dir habe ich schon immer geträumt.
- Du bist für mich die schönste Frau/der attraktivste Mann der Welt.
- Deine Figur macht mich richtig verrückt.
- Ich berühre deine wunderbare Haut so gerne.
- Ich habe mich den ganzen Tag nach dir gesehnt.
- Du fühlst dich so gut an, ich kann gar nicht genug von dir bekommen.
- Du hast einen wunderschönen Mund oder wunderbare Haare oder herrlich fein geschwungene Hände. Aber hier ist Vorsicht angesagt: Ihre Komplimente sollten schon nah an der Wirklichkeit sein. Es wirkt nicht glaubhaft, wenn Sie jemandem mit schütterem Haar ein Kompliment über die Frisur machen oder bei einer Frau mit Hakennase die fein geschwungenen Konturen loben.

- Dein Po ist so sexy. Deine Brüste bringen mich um den Verstand. Deine Hände bringen mich auf herrliche Gedanken. Hier dürfen Sie sich ausleben. Sexuelles Empfinden ist individuell. Was Sie anspricht, dürfen Sie allein beurteilen.

4. Erotische Gespräche wecken die Lust

Von neckischen Komplimenten, was Sie am Partner sinnlich erregt, können Sie allmählich zum „Love Talk" übergehen. Je nachdem, wie temperamentvoll Sie und Ihr Partner sind, gibt es dafür unterschiedliche Möglichkeiten. Hier einige Anregungen:

Erzählen Sie etwas Erotisches Ein schöner Einstieg ist ein (vielleicht auch erfundener) Sie erregender Traum, in dem natürlich Ihr Partner vorkommt. Wenn Sie mutiger sind, verraten Sie bei dieser Gelegenheit gleich eine Ihrer sexuellen Fantasien.

Schicken Sie sich erotische Sprachnachrichten auf das Handy Wenn Sie unterwegs sind, geschäftlich oder bei Freunden, erzählen Sie Ihrem Partner, an was Sie gerade denken. Malen Sie aus, wie schön der Sex jetzt gerade für Sie beide wäre.

Probieren Sie Telefonsex aus Dabei geht es darum, sich nur mit fesselnden Worten in Stimmung zu bringen. Zärtliche Berührungen und Blicke sind ja nicht möglich. Aber das kann sehr erregend und spannend sein. Denn wenn ein Sinnesorgan ausfällt, hier der Tastsinn, werden die anderen Sinne umso sensibler und empfänglicher für die Botschaften.

Und so geht's:

- Jeder erzählt, was er jetzt tun möchte, wenn man zu zweit wäre. Schildern Sie dabei langsam und sehr detailliert Berührungen und Liebkosungen.
- Fordern Sie sich gegenseitig auf, sich dabei selbst zu streicheln. Schließen Sie die Augen, vertrauen Sie dem Kopfkino und stellen Sie sich vor, was gerade mit Ihrem Körper passiert.
- Gleichzeitig berühren Sie sich selbst an intimen Stellen und erzählen stimmungsvoll dem Telefonpartner davon. Sie werden sehen – wenn die Stimmung gut ist, kommen beiden perfekt auf ihre Kosten!

TIPP

Für Telefonsex muss man nicht einmal weit voneinander entfernt sein. Man kann auch in einer Wohnung sein und sich am Hörer in Stimmung bringen. Denn mit Telefonsex versucht man sich mal auf einem neuen Terrain. Das bringt Abwechslung in die Liebe, macht freier und ist für viele ein willkommener und spannender Kick.

5. Schreiben Sie einen Liebes- oder Sex-Brief

Viele Menschen hüten sie bis ins hohe Alter wie einen Schatz: die Liebesbriefe aus der Jugend. Erinnern Sie sich noch daran? Bestimmt haben Sie auch Ihrem Jugendschwarm aus der Parallelklasse solche Herzchen-Briefe geschrieben. Damals! Aber auch erwachsene Männer und Frauen würden gern noch Liebesbriefe bekommen. Doch leider hören Menschen mit dem Briefeschreiben viel zu schnell auf. Nutzen Sie doch mal diesen Weg, um Ihrem Partner zu zeigen, dass Sie ihn bzw. sie lieben. Machen Sie das stilvoll. Kaufen Sie ein schönes Briefpapier und schreiben Sie auf, was Sie an ihm/ihr besonders mögen. Lassen Sie sich Zeit und überlegen Sie gut, was Sie schreiben. Denn Ihre Zeilen sind dann schwarz auf weiß dauerhaft festgehalten. Und denken Sie daran: Schöne Briefe sind für die Ewigkeit.

> „Erotik ist die Überwindung von Hindernissen. Das verlockendste und populärste Hindernis ist die Moral."
>
> *Karl Kraus*

Man kann aber mit einem Brief noch mehr erreichen. Prickelnd geschriebene Zeilen bringen den Partner auch schnell „auf Touren". Das Gute daran: Einen Brief kann man immer wieder lesen und sich auch immer wieder daran erfreuen. Sie trauen sich das nicht? Oder Ihre Fantasie reicht dafür nicht aus? Blödsinn! Natürlich können Sie erotische Gedanken aufschreiben. Sie müssen nur überwinden und mutig an die Sache herangehen. Was Sie brauchen, ist etwas Ruhe, damit Sie die atemberaubenden Gefühle in erotische Worte umformulieren können.

Darauf müssen Sie achten:

Datum: Liest sich vielleicht kleinlich, ist es aber nicht. Es ist wichtig, dass man weiß, wann, und in welcher Lebenssituation der Brief geschrieben worden ist.

Anrede: „Mein allerliebster Schatz ...“ Oder „Mein größte Liebe ...“ Gern auch ein Kosename.

Einstieg: „Ich schreibe diesen Brief, weil ...“ Begründen Sie, warum Sie den Brief schreiben, das stimmt beim Lesen richtig ein.

Kennenlernen: „Ich erinnere mich noch genau, was Dich vom ersten Tag an für mich so anziehend machte ...“ Beschreiben Sie, was Ihnen am Partner schon immer so gut gefallen hat: z.B. die leuchtenden Augen, das lebendige Lächeln, aber auch die üppigen Brüste und die muskulösen Oberschenkel. Schreiben Sie, was Sie schon damals erregt hat.

Das schönste Mal: „Ich weiß noch genau, als Du mich das erste Mal so richtig atemlos gemacht hast. Damals hast

Du …“ und jetzt können Sie beschreiben, was Ihnen so richtig gut gefallen und auf Touren gebracht hat.

Träume: „Am liebsten möchte ich einmal …“ Beschreiben Sie detailliert, was Sie sich sexuell wünschen, nehmen Sie kein Blatt vor den Mund, sondern schreiben Sie offen, was Sie sich vorstellen. Gern dürfen Sie dabei auch deftige Worte benutzen.

Abschluss: Versichern Sie noch einmal Ihre Liebe und – wichtig – dass Ihre Wünsche nur für den einen Partner bzw. für die eine Partnerin bestimmt sind. Schreiben Sie auch, warum das so ist.

6. Aufregende Lektüre zu zweit und mehr Möglichkeiten, sich spielerisch näher zu kommen

Wenn Sie sich nach diesen anregenden Vorlagen immer noch nicht trauen, einen heißen Liebesbrief zu schreiben, versuchen Sie es durch die Hintertür. Besonders Frauen lesen gern Romane, auch mit erotischem Inhalt. Der Grund ist klar: Frauen mögen Romantik und Leidenschaft und vermissen beides im Alltag. Das ist eine Chance. Sie kann ihm ihren Lieblingsroman vorlesen. Er kann ihr spannende Lektüre mitbringen und sie lesen sie gemeinsam. Wenn das an einem ruhigen Abend mit Kerzenlicht und leckeren Snacks passiert, bleibt es meist nicht beim Lesen.

Auch mit einem Tanz kann man ungezwungen körperliche Nähe erreichen. Ein langsamer Discofox im Wohnzimmer kann schon sehr erotisch sein. Oder versuchen Sie es doch mal mit gemeinsamem Sport. Klingt unerotisch? Nein, da täuschen Sie sich. Natürlich schafft eine Radtour wenig Nähe. Aber wenn es um Gymnastik oder Yoga geht, sieht das schon ganz anders aus. Wer nebeneinander angestrengt schwitzend auf dem Fußboden liegt, nur durch die Gummimatten voneinander getrennt, kommt auch auf Gedanken, die nur zweitrangig mit Sport zu tun haben. Videos mit Yogaübungen können Sie sich z.B. im Internet ansehen und versuchen, diese gemeinsam nachzumachen.

> **„Die Lippen einer Frau sind das schönste Tor zu ihrer Seele."**
>
> *Chinesische Weisheit*

7. Gutes Essen

Eine wohlschmeckende Methode, um körperliche Nähe herzustellen, ist die Verbindung von Erotik und Essen. Beides spornt die Sinne an und hat mit genießen zu tun. Wichtig ist, dass beide wirklich miteinander kochen, das heißt, fröhlich schnippeln, rühren, probieren. Dazu ein Glas Wein, der entspannt und wirkt gleichzeitig anregend.

Und schon kommt man sich zwischen Schneidebrett und Kochtopf schnell näher. Aber aufgepasst: Lassen Sie beim Liebesspiel nichts anbrennen!

TIPP

Alkohol entspannt und macht locker, allerdings nur, wenn er in Maßen genossen wird. Größere Mengen sind schädlich, besonders vor dem Sex. Zuviel Alkohol erschwert die richtige Koordination unserer Muskeln. Frauen empfinden weniger, da ihre Organe schlechter durchblutet werden. Männer verlieren die Balance zwischen männlichen und weiblichen Sexualhormonen. Das Ergebnis: Die Erektion ist schwächer, kann auch ganz ausbleiben. Richtwert: Maximal ein Glas Bier oder ein Glas Wein genießen! Übrigens bringt auch ein frisch gepresster Orangensaft mit etwas Chilipulver das Blut in Wallung.

8. Sanfte Tipps, die Lust machen

Die einen nehmen Kopfschmerztabletten, die anderen gehen lieber an die frische Luft, wenn der Schädel brummt. So geht es auch in der Liebe. Es gibt sanfte Methoden, die Lust machen und einen in Stimmung bringen. Probieren Sie am besten alle sechs Tipps aus:

Ab in die Wanne

Wer lustlos ist, hat oft ein schlecht durchblutetes Becken. Hier hilft eine traditionelle Methode à la Kneipp. Das Schöne: Die Therapie lässt sich wunderbar im Badezimmer genießen und ist ein idealer Auftakt für ein Wochenende zu zweit.

Und so geht's:

- Bevor Sie sich auf die Liebe einstimmen, wird es erst einmal kalt, allerdings nur kurz. Setzen Sie sich mit dem Unterleib für circa sechs bis zwanzig Sekunden in recht kühles Wasser von 15 bis 18 Grad. Wichtig ist nur, dass nur der Unterleib vom kalten Wasser bedeckt ist.
- Danach lassen Sie das Bad mit herrlich warmem Wasser von etwa 38 Grad volllaufen. Geben Sie einige Tropfen eines duftenden Badeöls dazu und genießen Sie die Entspannung.
- Ideal ist es, wenn dazu noch einstimmende Musik läuft. Klassisch und immer ideal ist der „Bolero“ von Maurice Ravel mit seiner kontinuierlichen Steigerung von Intensität und Lautstärke. Aber die Geschmäcker sind unterschiedlich und jeder muss für sich entscheiden, welche Musik die richtigen Emotionen weckt.

> **„Der kostbarste Besitz der Frau ist die Phantasie des Mannes.“**
> *Beate Uhse*

Hände sagen mehr als 1000 Worte

Nach dem Bad gibt es eine Massage, natürlich vom Partner. Dazu legt man sich bäuchlings auf ein großes Handtuch, gern auf dem Boden, stützt den Kopf mit einem Kissen und wartet ab. Der Partner streift seine Hände mit wechselndem Druck von den Schultern sanft den Rücken hinunter, über den Po, die Oberschenkel, die Waden bis zu den Fußsohlen. Nehmen Sie ein Öl, das die Sinne anregt. Zu den erotisierenden Düften gehören u.a. Sandelholz, Jasmin, Salbei, Rose, Moschus, Lemongras und Orange.

Schnuppern Sie lustvoll

Tröpfeln Sie einige Tropfen anregendes Öl auf eine Duftlampe und schnuppern Sie sich in Stimmung. Lust machen Patschuli aus Sumatra, Ylang-Ylang-Öl aus Madagaskar, Bergamotte aus Italien oder Vanille aus Afrika. Die aphrodisische Wirkung setzt schnell ein.

Schalten Sie den Stress weg

Anspannung, Hektik und sich stetig drehende Gedanken sind die wahren Lustkiller. Körper und Seele sind im Dauerstress, da bleibt kein Raum für heiße Liebe. Hier hilft autogenes Training als gezielte Entspannungsübung. Klicken Sie den Alltag weg, schaffen Sie Platz im Kopf – für etwas Lustvolles.

Neben autogenem Training sind auch Yoga, Pilates, Qigong oder Tai-Chi geeignet, die Entspannung wieder ins Leben zu lassen und damit den Kopf freizumachen für die Lust.

Essen Sie sich in Form

Um den Serotoninspiegel zu steigern, reicht es bereits, etwas Aromatisches zu essen oder zu trinken. Schon ein warmer Kakao mit Zimt, Ingwer und Muskatnuss wirkt berauschend. Diese Gewürze gelten seit Jahrtausenden als Aphrodisiaka. Bei manchen Gewürzen wurde die Wirkung in Studien bewiesen, manche wirken als Placebo. Wenn es nicht wirkt, hat es wenigstens geschmeckt.

Anregend sind neben Austern, Kaviar, Eiern auch Spargel, Sellerie, Ginseng, Knoblauch und Granatapfel. Auch diverse grüne Blattgewürze wie Petersilie, Basilikum, Bohnenkraut und Schnittlauch, sollen das Liebesspiel beflügeln. Bei den Gewürzen zählen außer Zimt, Ingwer, Muskatnuss auch Chili, Safran, Anis, Pfeffer, Nelken und Senf zu den Stimulanzen.

Solo-Sex hält sex-fit

„Am liebsten mache ich es mir selbst“, erzählt die 64-jährige Theaterschauspielerin Barbara offen. Dabei sieht sie das „Hand anlegen“ als gutes Training für das Liebesspiel mit ihrem neuen Freund, einem gleichaltrigen Kollegen.

„Ich hatte in meinem Leben häufig Single-Phasen. Das lag an meinem unsteten Alltag mit oft wechselnden Engagements. Sexuelle Abenteuer mit fast Fremden mag ich nicht. Also blieb mir nur die Selbstbefriedigung. Ich habe dadurch gelernt, was meinem Körper guttut und kann das auch offen kommunizieren." Barbara weiß genau, was sie sich in der Liebe wünscht und sagt es ihrem Freund. „Unser Sex-Leben ist grandios. Ich bin sicher: Ohne meine eigenen Entdeckungsreisen wäre das anders."

Selbstbefriedigung wird auch Masturbation (lateinisch manustupratio von manus „Hand" und stuprum „Unzucht") oder Onanie (angeleitet von Onan, einer biblischen Figur) genannt. Männer und Frauen sind dabei gleich aktiv. Sie können sich geistig und körperlich ideal stimulieren, ohne sich um die Wünsche ihres Partners kümmern zu müssen – ein Training, das aber auch der partnerschaftlichen Liebe zugutekommt. Wer sexuell ausgeglichen ist, kann besser auf den Partner eingehen und auch in der körperlichen Liebe geduldiger, einfühlsamer und rücksichtsvoller sein. Selbstbefriedigung kommt also nicht nur einem selbst zugute, sondern auch der Partnerschaft.

Es ist noch nicht lange her, da war Selbstbefriedigung ein absolutes Tabuthema. Auch heute spricht man nicht wirklich offen darüber. Zahlen sind deshalb auch nur wenig aussagekräftig und letztlich auch unwichtig. Es ist ein intimer Akt, der nicht an die Öffentlichkeit gehört. Was Mann oder Frau mit der Hand oder anderswie machen, um sich Lust zu bereiten, dürfen sie auch wirklich für sich behalten.

Aber wichtig ist: Masturbieren ist nicht schädlich, wie noch vor wenigen Jahrzehnten gern behauptet wurde. Im Gegenteil: Mediziner sind sich einig, viele Samenergüsse fördern die Männergesundheit nachweislich, weil sie das Prostatakrebs-Risiko senken. Frauen haben keinen direkten körperlichen Nutzen, bauen aber ebenso wie Männer mit der Selbstbefriedigung Spannungen ab. Zudem ermöglicht es Frauen, wie schon im Fall von Barbara gelesen, die Reaktionen ihres eigenen Körpers kennenzulernen. Doch für viele ist es auch der einzige Weg, einen Orgasmus zu bekommen. Viele Frauen erreichen ihre intensivsten Orgasmen durch Masturbation.

Eine Norm, wie häufig onaniert wird oder werden sollte, existiert nicht – „normal“ ist, so oft, wie man will. Manche Menschen brauchen es täglich, andere mehrmals die Woche, wieder andere seltener. Die Häufigkeit der Selbstbefriedigung ist letztlich individuell unterschiedlich und zudem abhängig von den Lebensumständen, körperlichem und psychischem Befinden und vielen anderen Faktoren. Masturbation kann jedenfalls sehr lehrreich sein, da es einem den eigenen Körper näherbringt und zeigt, wie er auf sexuelle Stimulation reagiert.

SO BRINGEN SIE SICH GEGENSEITIG IN FAHRT

Sie wissen nun viel über guten Sex und wie Sie sich dafür in Stimmung bringen. Aber haben Sie die vielen Tipps auch wirklich präsent, wenn es zur Sache geht? Machen Sie sich bitte keinen Stress. Sie haben ja auch gelesen, dass Stress ein wahrer Lustkiller ist. Statt zu verkrampfen und sich mit Fragen „Kann ich das alles?“ und „Stehe ich auch wirklich meinen Mann?“ zu verunsichern, lesen Sie einfach weiter. Hier finden Sie noch weitere wichtige Tipps, die Ihnen nicht nur gefühlvolle Stunden schenken, sondern Sie auch zum unvergesslichen Sex-Partner machen. Und das ganz, ohne nervös zu werden.

So werden Sie ein unvergesslicher Liebhaber

Es gibt Männer, an die man sich sein Leben lang erinnert. In ihren Armen hat man sich an den Rand der Besinnungslosigkeit geliebt. Man hat die Zeit und alles andere um sich herum vergessen, ist abgetaucht in einen Rausch aus Ekstase, Lust und Wonne. Was davor und danach kam – uninteressant! Was macht denn solche perfekten Liebhaber aus? Ist es das Aussehen? Die Ausstrahlung? Die Erfahrung? Nein!

All das macht es nicht aus. Es gibt Männer, die auf den ersten Blick wie wahre Sex-Götter daherkommen und im Bett absolute Nieten sind, über die man am liebsten nie mehr ein Wort verlieren möchte. Und die anderen? Bei denen verdreht man die Augen, voller wohliger Erinnerung. Verkürzt gesagt: Ein guter Liebhaber macht seine Partnerin sexuell glücklich und schenkt ihr berauschende Orgasmen. Wie macht er das? Wenn Sie jetzt eine Gebrauchsanweisung erwarten, irren Sie. Die gibt es nämlich nicht. Menschen sind keine Automaten. Sie brauchen ein sensibles Gespür für die Bedürfnisse Ihres Gegenübers und keine Bedienungsanleitung. Die Partnerin muss auch nicht lange Erklärungen abgegeben, sondern es reicht, wenn sie sanfte Signale sendet. Ein Zucken, ein Seufzer, ein Stöhnen und ein guter Liebhaber weiß das dann entsprechend zu deuten. Und selbstverständlich gibt er ihr dabei nicht das „Baumarkt-Feeling", dass er hoch konzentriert bei der Sache ist, die Schrauben hier und da hereinzudrehen, nein, er wirkt entspannt und locker. Er versteht, reagiert, setzt um und nimmt sich ganz viel Zeit für sie. Sie ist die Nummer eins im Bett. Sie soll Freude, Lust und Wonne haben. Und erst wenn sie atemlos ins Kissen sinkt, denkt er an sich und an seine Leidenschaft.

Zehn Tipps für den Erfolg

1. Übernehmen Sie die Initiative!

Die meisten Frauen finden es gut, wenn der Mann die Führungsrolle übernimmt und sie sich bei ihm fallen lassen können.

2. Verführen beginnt mit Lachen!

Frauen möchten gerne unterhalten werden, bevor es ins Bett geht. Überzeugen Sie also durch Humor und lassen Sie Ihren Charme spielen. Starten Sie zum Beispiel auf Ihrer Konsole ein Karaoke-Spiel und trällern Sie „La Paloma" von Freddy Quinn für die Frau Ihrer Träume. Sie wird wahrscheinlich anschließend am Boden liegen vor Lachen – die beste Grundlage für einfühlsame Höhepunkte.

3. Seien Sie relaxed!

Entspannung ist nach diversen Studien der wichtigste Faktor für den weiblichen Orgasmus. Verbreiten Sie also bloß keine Hektik und geben Sie der Frau das Gefühl, dass sie die ganze Nacht Zeit dazu hat. Denn genauso wie viele Männer sich mit Ängsten quälen, nicht lange genug durchzuhalten, haben Frauen die Sorge, sie könnten zu lange für ihren Orgasmus brauchen. Setzen Sie sich beide nicht unter Druck. Zünden Sie ein paar Kerzen an und legen Sie ruhige

Musik auf. Je deutlicher Sie vermitteln, dass Sie nicht nur geduldig sind, sondern auch genießen was Sie tun, desto leichter ist es für die Partnerin, sich fallen zu lassen – und irgendwann zu explodieren. Übrigens: Im Schritt braucht eine Frau zwischen 15 und 40 Minuten, um zum Orgasmus zu kommen, aber bitte inklusive Vorspiel! Sie haben ja schon gelesen, dass sonst Langeweile aufkommt.

4. Geben Sie Sicherheit!

Alle Frauen machen sich Gedanken über ihr Äußeres. Kein Wunder, in den Magazinen sehen wir ja nur perfekte Körper. Am eigenen gefällt einem immer irgendetwas nicht. Zu dick, zu dünn, zu klein, zu groß, zu schwabbelig. Keine Frau ist mit sich zu 100 % zufrieden. Und nackt fühlt sie sich besonders unsicher. Geben Sie ihr Geborgenheit und nehmen Sie ihr die Angst, indem Sie ihr Komplimente machen.

5. Verwöhnen Sie die Brüste!

Viele Frauen sind an den Brustwarzen besonders empfindlich. Die Lust, die Sie dort geben, geht direkt zwischen die Beine Ihrer Partnerin. Wenn sie erregt ist, füllen sich die Brustwarzen mit Blut, richten sich auf, werden warm. Der perfekte Liebhaber findet schnell heraus, ob sie es mag, an den Brustwarzen geleckt zu werden, oder es ihr mehr bringt, wenn er sanft daran streichelt.

6. Küssen Sie mit Leidenschaft!

Das weckt bei ihr das Verlangen auch woanders verwöhnt zu werden, etwa am Nacken, dann am Bauch, an den Oberschenkeln und zwischen den Schenkeln. Dort lecken Sie sich dann mit sanfter Zunge ins Lustzentrum, über die äußeren Schamlippen zu den inneren. Massieren Sie mit Ihren Lippen die Klitoris. Legen Sie Ihre Hand auf ihren Bauch: Wenn Sie ein Zucken spüren, ist sie fast so weit. Dann entscheiden Sie, ob Sie Ihre Partnerin erlösen wollen oder noch etwas zappeln lassen.

7. Legen Sie Hand an!

Fahren Sie anfangs mit Ihren Fingern nur leicht über ihre weiche Haut. Streifen Sie zart und langsam die äußeren Schamlippen entlang. Erhöhen Sie den Druck erst, wenn die Erregung Ihrer Partnerin steigt. Dann können Sie auch mit Ihren Fingern die Klitoris massieren, möglichst in einem gleichbleibenden Rhythmus. Wenn Ihr Zeigefinger eindringt, biegen Sie ihn nach oben Richtung G-Punkt.

8. Erst sie, dann Sie!

Wenn Sie zu lange an der Klitoris reiben, kann sie unempfindlich oder wund werden. Dann sind sämtliche Orgasmus-Versuche zum Scheitern verurteilt. Befriedigen Sie erst die Lust der Liebsten, wie auch immer sie es mag. Und dann kommen Sie auf Ihre Kosten.

9. Der feine Unterschied macht's!

Während Männer von einem gewissen Punkt an kein Zurück mehr kennen und einfach kommen, können Frauen schlagartig von „200 auf 0" abbremsen. Zum Beispiel dann, wenn Sie nur ein wenig von dem abweichen, was Sie da gerade tun. Wenn Sie nur einen Augenblick pausieren, kann es das schon gewesen sein. Vorbei! Natürlich mögen Frauen es, wenn Sie zwischendurch die Techniken variieren. Aber wenn Sie einmal den Siegespfad gefunden haben, bleiben Sie darauf, bis Sie Ihr Ziel erreicht haben.

10. Richtig stoßen!

Langsame Bewegungen stimulieren Frauen mehr als schnelle. Will sie höher schalten, werden Sie das merken. Dringen Sie flach in das erste Drittel der Vagina ein und reiben Sie mit dem Schaft des Penis an der Klitoris. Dort befinden sich die meisten Nervenenden – vor allem, wenn sie vor Erregung geschwollen ist. Bewegen Sie sich lieber hoch und runter, als rein und raus und lassen Sie zwischendurch Ihr Becken kreisen.

So werden Sie eine unvergessliche Liebhaberin

Ein guter Liebhaber kann als Einzelkämpfer auch ganz schnell eine schlechte Figur machen. Stellen Sie sich bitte folgende Szene vor. Er ist engagiert bei der Sache und gibt sein Bestes und sie liegt steif auf dem Rücken und lässt es geschehen. Sie geben mir bestimmt recht: So kann kein grandioser Sex ablaufen. Also meine Damen, Sie sollen zwar genießen, sich dabei aber nicht tot stellen. Denn sonst macht es bei aller Vorfreude doch irgendwann „pfffffffft“ und bei Ihrem Partner ist die Luft raus. Besser ist es, wenn Sie auch aktiv auf die Liebe eingehen und damit die Sexualität in ihrer ganzen Zweisamkeit leben. Er wird es Ihnen danken und Sie mit vielen Orgasmen verwöhnen.

Zehn Tipps für den Erfolg

1. Spielen Sie mit der Offenheit!

Schildern Sie Ihrem Partner, was Sie gern im Bett erleben möchten und was er mit Ihnen machen soll. Solche Schilderungen kurbeln bei jedem Mann die Fantasie an und erregen sehr.

2. Kopfkino einschalten!

Beim Einkaufen, Spazierengehen oder beim Abendessen mit Freunden, nutzen Sie die Gelegenheit, seine Vorfreude zu wecken. Flüstern Sie ihm zu, dass Sie knappe oder gar keine Unterwäsche tragen und dass Sie sich freuen, endlich mit ihm nach Hause zu kommen.

3. Spannung aufbauen!

Rufen Sie ihn auf dem Handy an und erzählen ihm, das Sie einen sexuellen Traum hatten, mit ihm als Hauptdarsteller. Schildern Sie ihm detailliert, was Sie geträumt haben. So bekommt er garantiert Appetit und die Vorfreude steigert sich enorm.

4. Küssen Sie richtig!

Setzen Sie die Zunge mit ganz langsamen kreisenden Bewegungen ein und werden Sie dabei immer fordernder. Wenn Sie seine Haut verwöhnen, achten Sie darauf, dass Sie ihn mit der Innenseite der Lippen berühren. Das löst schnell ein wahres Lust-Feuerwerk aus.

5. Küssen Sie ihn überall!

Ihr Partner mag es, wenn Sie ihn küssen, an ihm knabbern und ihn liebkosen. Dabei ist es jedoch wichtig, langsam vorzugehen und jeden Zentimeter seines Körpers wie einen gerade gefundenen Schatz zu erforschen. Heiße Stellen für Küsse sind zum Beispiel die Ohrläppchen, der Nabel, die Brustwarzen, der Nacken, die Kniebeugen, die Innenseiten der Oberschenkel und die Hoden.

6. Verwöhnen Sie seinen Penis!

Wenn Sie sein Glied mit dem Mund verwöhnen und mit den Lippen um den Schaft auf- und abfahren, sollten Sie die Zunge mit wechselnden Geschwindigkeiten immer wieder ganz um sein Prachtstück herumwickeln. Das stimuliert den Penis und bringt schnell eine prachtvolle Erektion.

7. Halten Sie Augenkontakt!

Egal was Sie tun – zeigen Sie Ihrem Partner, dass Ihnen gefällt, was Sie tun. Sehen Sie ihn immer wieder direkt in die Augen und halten dem Blick stand. So geben Sie ihm Sicherheit und er kann sich ganz entspannt und sicher fühlen.

8. Lassen Sie die Muskeln spielen!

Wenn er in Sie eingedrungen ist, ziehen Sie die Scheidenmuskulatur um den Penis herum zusammen. Das stimuliert ihn zusätzlich.

9. Werden Sie zum Showgirl!

Viele Männer sehen gern zu, wenn sich die Partnerin selbst verwöhnt. Beginnen Sie „Ihr Programm“ im Halbdunkeln und steigern Sie nach und nach die Helligkeit.

10. Sorgen Sie für Highlights!

Schaffen Sie Abwechslung beim Liebesspiel, indem Sie für Highlights sorgen. Am einfachsten geht das mit einem „Hand-Job“ zwischendurch. Cremen Sie sich die Hände ein und lassen Sie Ihren Partner mit seinen Händen Ihre führen. So lernen Sie, wie er es gern mag, und können es nach und nach auch allein versuchen.

Sie haben jetzt viel gelesen und sind nun bestens vertraut, welche Besonderheiten der Sex Ü60 mit sich bringt. Sie wissen, wie man sich jenseits der Lebensmitte kraftvoll und genussvoll lieben und sich wechselseitig größte Wonnen schenken kann. Vieles haben Sie schon vorher gewusst, denn Sexualität ist ja für Menschen jenseits der Lebensmitte kein Fremdwort mehr. Aber es spielen in diesem Alter mehr Faktoren mit als bei jüngeren Menschen. Wenn man die einzelnen Elemente und deren Zusammenspiel nicht richtig einschätzen und einsortieren kann, ergeben sich Unsicherheit und Zweifel. Beides tut der Liebe nie gut. Körper, Psyche und Geist brauchen den Einklang. Läuft eine Komponente „nicht rund", bricht schnell alles zusammen. Besonders ältere Menschen kennen das. Die deutlichen Anzeichen sind Niederlagen beim Sex. Er kann nicht so, wie er gern möchte. Sie hat nicht das, was sie sich wünscht. Das kennen alle Menschen, aber älteren macht es einfach mehr Angst. Sie vertrauen nicht immer darauf, dass Kraft und Lust auch wiederkommen. Die Frage: „Soll das schon alles gewesen sein?", belastet sie noch zusätzlich. Die Folge: Sie werden traurig, geben auf, ziehen sich zurück. Der Sex, nach dem sie sich so sehnen, findet nicht mehr statt, zumindest nicht mehr ausreichend.

Aber wenn man versteht, wie das Zusammenspiel funktioniert, worauf man beim Wechselspiel achten muss, fühlt man sich sicherer und geht wieder unbelastet in die Liebe. Und was man dann erlebt, gleicht wie in jedem Alter einem Feuerwerk der Lust und schlägt Funken bis zum letzten Atemzug.

Warten Sie also nicht, sondern fangen Sie an, die Sexualität wieder oder weiter zu genießen. Es lohnt sich!

ZUM SCHLUSS: DAS SOLLTEN SIE GANZ ALLGEMEIN ÜBER SEX WISSEN

Bloß nicht! Die „No-Gos" beim Sex

So wie wir uns im Theater oder im Restaurant nach einer Etikette verhalten, sollten wir auch beim Sex Spielregeln einhalten, damit wir den anderen nicht abschrecken oder gar verletzen und damit wir uns in unserer eigenen Haut auch wohlfühlen können. Rücksicht, Stil und ein „gewusst wie" sind auch im Bett unsere Visitenkarte. Denken Sie daran, dass es auch einen Sex-Knigge gibt.

Die „Geht-auch-ganz-schnell"-Nummer Es gibt Tage, da ist selbst der sonst immer liebeshungrigen Traumfrau nicht nach Sex. Einige Männer macht das besonders wuschelig. Sie wollen sie jetzt dringend überzeugen, mit Gesten, Sprüchen, angeblichen Zärtlichkeiten. Wenn er aber auf ihr „Nein danke" mit einem „Geht auch ganz schnell" die Lust auf die Lust wecken will, ist die Krise vorprogrammiert. Diese Haltung geht nämlich gar nicht!

Stellungen ablehnen Im Bett fliegen die Funken, so schön war es schon lange nicht mehr. Doch plötzlich wird es holprig. Sie dreht sich missmutig zur Seite und schiebt ihn mit der Begründung weg, dass ihre Brüste in der Stellung „so komisch aussehen“. Unmöglich! Wer sich beim Liebesspiel so wenig entspannt gibt, ist gar nicht sexy, sondern ein Lustkiller.

Die Frage danach „Und? War’s für dich auch schön?“ Haaaaaalloooo? Diese Frage stellt nur jemand, der sich die Bestätigung direkt abholen will. Wer einfühlsam liebt, weiß genau, ob und wenn ja, warum es schön war. Bei solchem Ausrutscher ist eine Antwort wie „Nun nicht wirklich“ oder „Das du überhaupt fragst“ heilsam und die gerechte Strafe.

Mundgeruch Ein bisschen „Mundmüffeln“ macht nix? Oh doch! Auch wenn man sich in Langzeitbeziehungen sicher fühlt, sollte man sich lieber einmal zu viel als zu wenig die Zähne putzen. Sonst darf man sich nicht wundern, wenn die Partnerin „Migräne“ hat oder er im Bett lieber Fußball schaut.

Liebe und Komplexe „Mein Bauch ist zu dick“, kokettiert er und sie zupft schnell das Negligé zurecht und murmelt: „Ich habe ja an den Hüften furchtbar zugelegt“. Was soll das? Gleich zu Beginn der Liebe auf körperliche Schwachstellen hinzuweisen, zeugt nicht von einem großen Selbstbewusstsein. Wenn die Hormone den Kopf vernebeln, sind zu viele Kilos oder ein wabbeliger Popo sowieso egal. Und wenn es Liebe ist, erst recht. Also kann man sich das ganze Gejammer auch sparen.

Niemals vergleichen! Sex ist etwas sehr Intimes und egal, was man miteinander genießt – es geht keinen Dritten etwas an. Sätze wie „Mein Ex-Mann fand das total heiß“ oder „Ich hatte mal eine Partnerin, die mochte es gern, wenn ich an ihren Brüsten knabberte“, sind peinlich und verderben die Stimmung. Stopp auch bei Vergleichen. Jeder Mensch ist anders – auch im Bett. Beurteilungen abzugeben ist niveaulos.

Keinen Druck ausüben! „Und? Warum hat es denn wieder nicht geklappt?“ Paare, die sich mit solchen Fragen unter Druck setzen und das Ausbleiben ihres Orgasmus umfangreich thematisieren, schaffen unnötige Spannungen. Besser ist es, spielerisch darüber hinwegzugehen und sich auf den nächsten Anlauf zu freuen.

Ungepflegtes Äußeres Nicht nur Sauberkeit ist das oberste Gebot und darf überhaupt kein Diskussionsthema sein. Auch ein gepflegter Körper ist selbstverständlich. Finger- und Fußnägel, Zähne und Haare – im Bett bitte alles tipptopp. Schön, wenn noch ein betörender Duft als erster Eindruck Appetit macht.

Fordernd sein! Natürlich darf man Signale geben, dass man etwas besonders gerne mag. Aber wie ein Einfordern darf es nicht herüberkommen. Wenn sie ihn oral verwöhnt hat und hochrutscht, darf er ihr den Kopf natürlich nicht wieder in Richtung Penis drücken. Genauso gilt es umgekehrt. Liebe soll beiden Spaß machen. Da darf man nicht ungeduldig oder gar bedrängend sein.

Beim ersten Mal einen Porno vorspielen Die Stimmung ist prickelnd, man ist frisch verliebt. Und heute freut man sich auf das erste intime Zusammensein. Aber bitte ohne Porno und dergleichen! In der Sexualität muss man sich langsam an die Vorlieben des anderen herantasten. Nichts gegen Pornos und Sexspielzeug. Aber dafür braucht man Vertrauen und das wächst erst im Laufe der Beziehung.

Von Handy, Haustieren und Co. ablenken lassen Wenn es am schönsten ist, blinkt das Handy. Kann passieren! Aber gehen Sie bloß nicht dran. Beim Liebesspiel sind Telefone tabu. Auch der Hund wird nicht gestreichelt und man schielt auch nicht auf den Online-Fahrplan, damit man den Bus noch nach Hause bekommt. Multitasking beim Sex geht gar nicht!

Stimmt das überhaupt? Lassen Sie sich von Sex-Mythen nicht irritieren!

Wirklich? Was du nicht sagst? Die Freundin hat Ihnen gerade die neuesten Sex-Weisheiten erzählt. Aber Sie sind skeptisch. Was ist dran an den bekannten Allerweltssprüchen. Lesen Sie mal!

Nur Frauen täuschen Orgasmen vor

Falsch! Dieses ungesunde Verhalten findet man leider bei beiden Geschlechtern. Aber da beim Mann auf den Orgasmus in der Regel ein Samenerguss folgt, ist er leichter zu überführen. Doch Vorsicht: Es gibt – wenn auch nur selten – Orgasmen ohne Ejakulation. Grundsätzlich ist mogeln im Bett aber Unsinn. Liebe sollte nicht zum Service verkommen und Liebende sollten sich nicht wie Darsteller in einem Sexfilm geben.

An der Nase eines Mannes erkennt man seinen Johannes

Falsch! Absoluter Unsinn, für den es nicht den geringsten wissenschaftlichen Nachweis gibt. Frauen können bei der Partnerwahl die Nase getrost vernachlässigen.

Sex-Entzug steigert die Lust

Wahrheit! Wer lange nicht „durfte“ hat ein nachweisbar größeres Verlangen. Das gilt sowohl für den Mann als auch die Frau. Viele schildern auch tiefere Gefühle, wenn sie nach langer Zeit wieder einen Orgasmus erleben.

Je größer der Penis, desto besser der Sex

Wahrheit! Scheide und Penis haben zwar die Fähigkeit, sich auszudehnen und zu schrumpfen. Sie können sich aneinander anpassen. Viele Frauen finden ein großes Glied anregender als ein kleines. Aber Männer mit einem kleinen Penis müssen keine Angst haben: Guter Sex hat viele Facetten, der Penis ist nur ein Teil davon.

Männer mit Glatze sind potenter

Falsch! Männer, die an Haarausfall leiden, haben oft einen Überschuss an Testosteron, das Hormon, das auch für die Potenz verantwortlich ist. Doch so einfach ist es nicht: Für den Haarausfall ist nicht das Testosteron verantwortlich, sondern das Hormon DHT, das aus Testosteron entsteht. DHT ist schlecht für die Haarwurzeln, hat auf den Rest des Körpers aber keinen Einfluss.

Dumme haben besseren Sex

Falsch! „Dumm fickt gut" – dieser sehr direkt formulierte Satz hält sich in vielen Köpfen. Angeblich lassen sich dumme Menschen eher schneller fallen und haben deshalb mehr Spaß im Bett. Doch das Gegenteil ist der Fall: In einer Schweizer Studie kam heraus, dass Menschen mit einem hohen Intelligenzquotienten drei Mal öfter zum Orgasmus kamen als die weniger Intelligenten. Hintergrund: Klügere

Menschen können besser kombinieren und sich umfassender auf andere einstimmen – ein Vorteil beim Sex.

Pornos stimulieren

Falsch! Pornos stimulieren zwar, aber nur kurz. Langfristig stumpfen Pornos ab. Die übertrieben gespielte Leidenschaft, die zahlreichen Stellungen und lange Dauer des Akts lassen das wahre Liebesleben langweilig und öde erscheinen. Fazit: Wer häufig Pornos konsumiert, hat zu Hause keine Lust mehr. Interessant: Intensive Porno-Fans überschätzen sich und erleben häufiger enttäuschende Flops als andere.

„Frühreife“ sind früher lustlos

Falsch! Der bekannte Spruch „5000 Schuss und dann ist Schluss“ ist reine Fantasie. Allerdings gibt es wissenschaftliche Beweise, dass diejenigen, die bereits in der Jugend sexuell sehr aktiv waren, auch im Alter mehr und länger Spaß am Sex haben.

Frauen brauchen ein langes Vorspiel

Richtig! Frauen haben eine langsamere Erregungskurve als Männer und brauchen Stimulation. Allerdings gibt es keine verlässlichen Angaben über die Dauer. Wichtig: Viele Frauen sind von einem zu langen Vorspiel sogar gestresst und verlieren die Lust.

Die Hautfarbe hat nichts mit der Penislänge zu tun

Falsch! Verschiedene Ethnien haben unterschiedliche Penis-Durchschnittslängen. Eine WHO-Studie beweist, dass Afrikaner tatsächlich die längsten Penisse haben (15,4 cm im schlaffen und 20,32 cm im erigierten Zustand). Weiße Europäer liegen im Mittelbereich mit 10,3 cm bzw. 15,4 cm. Die asiatischen Männer schneiden am kürzesten ab mit 7,5 cm bzw. 10,7 cm. Übrigens: Forscher des Londoner King's College haben 2015 in einer Studie veröffentlicht, dass im Durchschnitt ein erigierter Penis 13,12 cm und im schlaffen Zustand 9,16 cm lang ist. Die Spanne dessen, was als „normal" angesehen wird, reicht von 7,5 cm bis 19 cm, wobei es lauter Forscher deutlich mehr „7,5er" als „19er" gibt. Der längste Penis, der jemals gemessen und dokumentiert wurde, hatte eine Länge von 34,3 cm und einen Umfang von 15,9 Zentimetern.

SEXUALITÄT IN HEIMEN

Auch alte Menschen möchten Sex, auch wenn sie krank, sogar dement oder bettlägerig sind. In Pflegeheimen und Seniorenstiften will man aber davon immer noch nichts wissen. Häufig sind Pflegekräfte nicht geschult. Sie können mit Fragen zur Sexualität nicht umgehen, weichen aus und lassen die Bewohner/-innen und Patient/-innen mit ihrem Wunsch nach Intimität und sexuellem Erleben allein. Das Thema Alterssexualität wird ausgeblendet. Doch das menschliche Bedürfnis nach Nähe und Intimität bleibt und macht vor Heimmauern nicht Halt. Die Menschen erinnern sich an die Freude und die Gefühle und sehnen sich danach. Dadurch entstehen Spannungen. Männer werden häufig aggressiv, Frauen zickig. Demenzkranke oft rücksichtslos und rabiat, manche grapschen die Pflegerinnen und die Mitpatientinnen an. Es kommt zu Übergriffen. Das muss pflegerisch berücksichtigt werden. Es geht dabei um Gespräche, aber auch um Unterstützung und die Bereitstellung von Hilfsmitteln. Aber nicht nur die Heime sind nicht vorbereitet, auch die eigenen Kinder sind irritiert. Enge Moralvorstellungen und mangelnde Auseinandersetzung mit den natürlichen Bedürfnissen der Eltern hindern sie daran, zu sehen, was ihre Eltern brauchen. Hier ist Offenheit nötig – von allen Seiten.

Interessant: Die Berlinerin Stefanie Klee arbeitet seit Jahren als Hure im Altenheim. „Meine Kunden haben bis ins hohe Alter ein Bedürfnis nach Sex, Intimität und Körperlichkeit. Ich helfe ihnen dabei, das auszuleben." Die Sexarbeiterin nennt sich „Sexual-Assistentin" und hat viel zu tun. Was gibt sie ihren Kunden? „Zeit und Unterstützung. Aber eins muss man auch wissen: Ich habe Kunden, da geht fast nichts mehr, nur der Schwanz funktioniert perfekt!"

Beim Sex können wir uns ganz dem anderen öffnen, uns selbst loslassen und in einem Einssein miteinander aufgehen. Nirgendwo sonst kommen wir einem anderen Menschen so nahe, erreichen ihn so tief, so einmalig. Nur hier können wir ein Gefühl von absoluter und vollkommener Verbindung erleben.

Das ist der wahre Grund, warum alle Welt so „scharf" darauf ist und weshalb Sex so ein spektakuläres, fesselndes Thema ist. Nicht wegen der einmaligen und unverwechselbaren Gefühle, der absoluten Hochstimmung und dem andauernden Wohlbefinden, sondern wegen des Loslassens und Aufgehens. Und dieses Bedürfnis kennt kein Alter.

Hätten Sie das gewusst? – Das Sex-Lexikon

A tergo
Hierbei dringt der aktive Partner von hinten in den passiven ein. Mit „coitus a tergo", lateinisch „Geschlechtsverkehr von hinten", wird Anal- und Vaginalverkehr bezeichnet.

Albanisch
Sex-Praktik, bei der der Partner seinen Penis in die Kniekehle der Partnerin schiebt.

Analverkehr
Hierbei wird der Penis in den After (lateinisch „Anus") der anderen Person eingeführt. Sowohl bei der Frau als auch beim Mann kann die Afterregion eine sexuell erogene Zone sein, deshalb ist diese Variante sowohl unter homosexuellen Männern als auch bei heterosexuellen Paaren populär. Wichtig: Das Risiko einer Übertragung mit HIV oder anderen sexuell übertragbaren Infektionen ist höher als beim Vaginalverkehr; deshalb sollte man Kondome verwenden.

Androloge
Der Androloge (altgriechisch Andrologie = „Männerkunde") ist ein Facharzt und Spezialist, der sich mit den Fortpflanzungsfunktionen des Mannes und deren Störungen befasst. Andrologie ist das männliche Pendant zur Gynäkologie.

Anorgasmie
Medizinische Bezeichnung für die Unfähigkeit, einen Orgasmus zu bekommen. Die Ursachen dieser auch „Orgasmushemmung“ genannten Störung, die sowohl Frauen als auch Männer betreffen kann, können vielfältig sein: So können eine sexualfeindliche Erziehung oder zu hohe Leistungsnormen diese Störung auslösen, aber auch traumatische Erlebnisse wie Inzest, Vergewaltigung oder Erkrankungen wie Lähmungen nach einem Unfall. Die Störung kann medizinisch und/oder psychologisch behandelt werden.

Aphrodisiakum
Abgeleitet von Aphrodite, der griechischen Göttin der Liebe, ist ein Aphrodisiakum ein Hilfsmittel, das die sexuelle Lust ankurbeln und steigern soll. Meist sind es natürliche Pflanzen- und Tierextrakte, die durchblutungsfördernd und entspannend wirken. Die Wirkung der Aphrodisiaka ist wissenschaftlich schwer nachweisbar, aber zumindest erzielen sie einen Placebo-Effekt.

Arabisch
Hierbei wird der Geschlechtsverkehr immer wieder kurz unterbrochen, um den Penis mit warmem Öl oder Wasser zu befeuchten. Grund: Die Wärme und die Pause sollen die Lust der Frau steigern. Achtung: Manchmal wird mit „Arabisch“ auch der Analverkehr bezeichnet.

Asexuell
Auch „ungeschlechtlich“ oder „ohne Sexualität“ genannt. Als asexuell gelten Menschen, die - unabhängig vom Geschlecht - kein Verlangen nach sexueller Aktivität haben.

Blasen
Umgangssprachlich für Oralsex/Oralverkehr beim Mann, also die Stimulierung der männlichen Geschlechtsorgane mit Mund, Zunge und Lippen. Wird auch Fellatio genannt nach dem lateinischen „fellare“ für saugen (siehe auch Seite 160).

Bisexualität
Nach der lateinischen Vorsilbe „bi“ für „zwei“ bezeichnet man mit Bisexualität die sexuelle Orientierung oder Neigung, sich zu Menschen beiderlei Geschlechts sexuell hingezogen zu fühlen. Als Kurzform ist das Adjektiv „bi“ umgangssprachlich bekannt.

Blowjob
Als Blowjob (auch: blasen) wird umgangssprachlich die orale Befriedigung des Mannes bezeichnet. Der Penis wird dabei mit Mund, Zunge und Lippen stimuliert.

Blümchensex
Allgemein beliebte Bezeichnung für sehr zärtlichen, sanften Sex, bei dem viel gekuschelt wird. Oft wird darunter auch Petting ohne folgenden Geschlechtsverkehr verstanden.

Bondage
Mit Bondage (auch: Fesselspiel) bezeichnet man eine Sex-Praktik, bei der ein Partner gefesselt wird, um dem anderen hilflos ausgeliefert zu sein. Meist werden beide Partner dadurch sexuell erregt.

Busensex
Auch unter der lateinischen Bezeichnung „Coitus intermammarius“ bekannt. Hier wird der Penis zwischen den weiblichen Brüsten stimuliert.

Callgirl/-boy
So nennt man weibliche oder männliche professionelle Sex-Dienstleister, die telefonisch (englisch „by call“) bestellt werden können.

Casanova
Giacomo Girolamo Casanova ist wohl der bekannteste Liebhaber der Weltliteratur. Der venezianische Schriftsteller und Lebemann hat im 18. Jahrhundert in seinen weltberühmten Memoiren seine wilden Liebesabenteuer beschrieben. Er hatte viele Frauen geliebt und ist keiner treu geblieben. Deshalb bezeichnet man heute einen Mann, der viele Frauen verführt, als Casanova.

Cockring
Abgeleitet aus dem vulgär-englischen „cock“ für Penis. Bezeichnung für einen Penisring aus Metall, Leder oder Gummi, der über das Glied, die Eichel und/oder den Hodensack gezogen wird. Wenn er eng genug sitzt, kann das Blut aus den Schwellkörpern nicht so schnell zurückfließen und der Penis bleibt länger steif.

Coitus interruptus
Stammt vom lateinischen „coitus“ (Geschlechtsverkehr) und „interruptus“ (unterbrochen). Es handelt sich dabei

um eine veraltete und besonders für Ungeübte sehr unsichere Methode zur Empfängnisverhütung, bei der der Mann das Glied kurz vor dem Samenerguss aus der Scheide zieht. In der Umgangssprache nennt man den Coitus interruptus auch „aufpassen“, „abspringen“ oder „Rückzieher“.

Copacabana-Stellung
Hierunter versteht man eine Weiterentwicklung der Reiterstellung. Die Frau sitzt auf dem liegenden Mann und lässt ähnlich einer Samba-Tänzerin beim Geschlechtsverkehr ihre Hüften rhythmisch kreisen.

Cunnilingus
Aus dem Lateinischen für „cunnus“ (weibliche Scham) und „lingua“ (Zunge), stimuliert und liebkost hier der Sexualpartner die äußeren weiblichen Geschlechtsorgane – die Klitoris, die Schamlippen oder den Scheideneingang – mit der Zunge, den Lippen oder vorsichtig mit den Zähnen. Umgangssprachlich wird diese Praktik auch „lecken“ genannt.

Cybersex
Sexualität, die mit dem Computer beziehungsweise über das Internet ausgelebt wird. Die Bandbreite ist dabei groß. Cybersex kann das Ansehen von Bildern und Videos sein, aber auch das Versenden erotischer E-Mails oder das Zurschaustellen sexueller Handlungen im Netz.

Date
Aus dem Englischen übernommen steht „Date“ für die Verabredung mit einer anderen Person, meist mit amourösem Hintergrund. Blind Date ist ein verabredetes Treffen mit bisher unbekannten Personen und seit einigen Jahren sehr beliebt bei der Partnersuche.

Dildo
Damit bezeichnet man ein penisförmiges Sexspielzeug, das sexuell stimuliert. Den Varianten sind keine Grenzen gesetzt. Es gibt die unterschiedlichsten Formen, Farben, Größen und Materialien.

Dirty Talk
Aus dem Englischen für „schmutzig“ und „Gerede“. Dabei haben Menschen Spaß daran und finden es sexuell erregend, sich anzügliche Dinge mit meist vulgären und obszönen Wörtern zu sagen oder von jemandem zu hören.

Doggystyle
Abgeleitet vom englischen Wort „dog“ (Hund) spricht man oft auch von Hündchenstellung. Hierbei kniet der aktive Partner hinter dem passiven und dringt von hinten in ihn ein. Der Doggystyle umfasst nicht ausschließlich Analverkehr, sondern kann auch als Vaginalverkehr ausgeführt werden.

Domina
Abgeleitet vom lateinischen „dominus“ (Herr, beherrschend). Eine Domina verdient ihr Geld damit, dass sie ihre

vorwiegend männlichen Kunden auf Wunsch schlägt, fesselt und erniedrigt. Die Lust kommt bei den Kunden durch die Erniedrigung.

Dreier

Einen „Dreier machen“, bedeutet Sex zu dritt haben. Man spricht auch von einem „flotten Dreier“ (siehe auch „Ménage à Trois“ auf Seite 166).

Ejakulation/Ejakulat

Abgeleitet vom lateinischen „eiaculari“ für auswerfen, herausschleudern, auch Samenerguss genannt. Das Ejakulat ist die entsprechende Flüssigkeit, die bei einer Ejakulation abgegeben wird. Auch Frauen können während eines Orgasmus einen Erguss erleben, was man dann weibliche Ejakulation nennt.

Erektion

Aus dem Lateinischen „erigo“ für Aufrichtung und Erregung. Man versteht darunter die Versteifung des männlichen Penis. Übrigens wird auch der weibliche Kitzler bei Erregung steif.

Erogene Zonen

Das sind jene Körperstellen, deren Berührung sexuelle Empfindungen auslösen. Neben den äußeren Geschlechtsorganen wie Penis und Vagina sind das die Brustwarzen, der Mund, die Innenseiten der Oberschenkel und viele andere Körperstellen, die ganz individuell als erogen empfunden werden.

Erotik
Abgeleitet von Eros, dem griechischen Gott der Liebe, ist Erotik ein weit gefasster Begriff. Vereinfacht ausgedrückt ist Erotik alles, was sexuelle Anziehung und sinnliche Lust ausmacht.

Erotika
Damit bezeichnet man alle „Mittel", die die Sexualität anregen können wie Bilder, Bücher, Filme und künstliche Hilfsmittel wie Dildos, Vibratoren, Reizwäsche und vieles mehr.

Exhibitionismus
Sexuelle Neigung, von anderen Personen nackt oder bei sexuellen Aktivitäten beobachtet zu werden. Exhibitionismus ist das Gegenstück zum Voyeurismus (siehe Seite 172).

Fellatio
Oralsex, bei dem der Penis mit dem Mund, der Zunge oder den Lippen stimuliert wird (auch blasen oder engl. Blowjob genannt, siehe auch Seite 155). Dies kann ein Vor- oder Nachspiel zum eigentlichen Geschlechtsverkehr sein oder auch eine eigenständige sexuelle Praktik, bei der der Penis bis zum Orgasmus erregt wird.

Femidom
Auch „Kondom für die Frau" genannt, ist das Femidom ein Verhütungsmittel, das vor sexuell übertragbaren Krankheiten schützt. Es ist wie ein Kondom, nur mit zwei Ringen, von denen der äußere außerhalb der Scheide vor den großen Schamlippen liegt und der innere wie ein Pessar in die Scheide eingeführt wird.

Fetischist
Abgeleitet vom französischen „fétiche“ (Zauber/Zaubermittel) versteht man darunter einen Menschen, der beim Anblick oder durch Berührung eines bestimmten Gegenstandes besonders erregt wird. Beliebte Fetische sind Schuhe, oft High Heels, Lack- und Latexkleidung und Körperschmuck.

Fingerling
Sexspielzeug mit Noppen und Rillen, das über den Finger gezogen wird und als Fingeraufsatz bei der klitoralen und analen Stimulation Anwendung findet.

Französisch
Umgangssprachlich für das lustvolle Stimulieren der Geschlechtsorgane mit dem Mund, also Oralsex/Oralverkehr. Im Alltag sagt man auch „lecken“ oder „lutschen“ dazu. Es gibt auch noch lateinische Fremdworte dafür: Wird der Mann verwöhnt, heißt diese Sexpraktik dann „Fellatio“ (siehe Seite 160) und wenn die Frau liebkost wird, heißt es „Cunnilingus“ (siehe Seite 157).

Frigidität
Vom lateinischen „frigidus“ (für kühl, kalt) abgeleitet, spricht man von Frigidität, wenn jemand nur ein geringes sexuelles Verlangen oder nur ein geringes sexuelles Gefühl hat. Meistens bezieht sich der Begriff auf Frauen, aber auch Männer können ähnlich reagieren. Es kann sich hierbei um eine krankhafte Störung handeln, oftmals ist dies jedoch nicht der Fall. Der Begriff gilt als Fachausdruck inzwischen als veraltet.

G-Punkt
Der deutsche Gynäkologe Ernst Gräfenberg beschrieb 1950 erstmals eine, nach ihm „G-Punkt“ benannte, in der vorderen Scheidenwand der Frau befindliche erogene Zone. Deren Existenz ist jedoch umstritten, weil der G-Punkt nicht bei allen Mädchen und Frauen zu finden ist. Die Stimulation dieses G-Punktes (sofern er gefunden wird) mit dem Finger, einem Vibrator oder dem Penis wird aber von manchen Frauen als besonders lustvoll und intensiv empfunden.

Gay
Umgangssprachlicher englischer Begriff für „homosexuell“.

Gestagen
Weibliche Geschlechtshormone (auch Gelbkörperhormone genannt). Sie gehören neben den Östrogenen zu den wichtigsten weiblichen Geschlechtshormonen. Gestagene werden während der Schwangerschaft gebildet und verhindern den Eisprung zu dieser Zeit (siehe auch Östrogen Seite 168).

Gleitmittel
Sammelbegriff für Gels, Cremes, Vaseline und Öle, die man nutzt, um beim Sex die Scheide oder den Penis zusätzlich zu befeuchten, damit der Penis leichter in die Scheide eingeführt und bewegt werden kann. Vor allem beim Analsex sind Gleitmittel nötig.

Goldfischsex
Eine Sex-Praktik, bei der alle Körperteile, bis auf die Arme, verwendet werden dürfen, um sich gegenseitig zu stimulieren.

Griechisch
Umgangssprachlich nennt man so den Analverkehr.

Hardcore
Dieser Begriff kommt aus der Pornofilmbranche und bedeutet, dass die Geschlechtsteile während der gezeigten sexuellen Handlungen im Film stark im Vordergrund stehen.

Heterosexuell/Heterosexualität
Abgeleitet aus dem griechischen „hetero" für anders, verschieden, ungleich. Heterosexualität ist also die sexuelle Vorliebe für das andere Geschlecht.

HI-Virus/HIV
HIV steht für „Humane Immundefizienz-Virus" (engl. „human immunodeficiency virus", abgekürzt mit HIV), was so viel wie „menschliches Immunschwächevirus" bedeutet. Wird eine Infektion mit HIV nicht mit Medikamenten behandelt, führt sie zu AIDS. Das HI-Virus kann bei ungeschütztem Sex mit einer HIV-infizierten Person übertragen werden. Eine Ansteckung mit dem Virus kann verhindert werden, wenn beim Sex die Regeln für Safer Sex (siehe Seite 170) eingehalten werden.

Homosexuell/Homosexualität
Abgeleitet aus dem griechischen „homos" für „gleich". Dieser Begriff bedeutet die sexuelle Vorliebe für das gleiche Geschlecht; eine Frau fühlt sich zu Frauen und ein Mann zu Männern hingezogen. Frauen, die Frauen lieben, werden auch „lesbisch" oder „Lesben" genannt; Männer, die Männer lieben, werden als „schwul" oder „Schwule" bezeichnet.

Indisch
In Anlehnung an das Kamasutra (dieser Begriff kommt aus dem Sanskrit und steht für „Verse des Verlangens") nennt man so eine Sex-Praktik, bei der die Positionen beim Geschlechtsverkehr häufig gewechselt werden und bei der man sich ganz viel Zeit nimmt (siehe auch „Kamasutra").

Italienisch
Hierbei wird das Glied mit der Achselhöhle des Partners stimuliert. Da dabei keine Körperflüssigkeiten ausgetauscht werden, gilt diese Form als „Safer-Sex"-Variante (siehe HIV, Seite 163).

Kamasutra
Das Kamasutra ist ein Erotiklehrbuch, das 729 Sex-Praktiken beinhaltet und aufzeigt, wie man das spirituelle Wohlbefinden (Dharma), den Reichtum (Artha) und die Sinnbefriedigung (Kama) erlangt (siehe auch „Indische").

Karezza
Abgeleitet vom italienischen „carezza" für Liebkosung/Streicheln steht Karezza (oder auch „Coitus Reservatus") für eine Sexualpraktik, bei der der Mann bewusst auf den Samenerguss verzichtet. So wird ein Erregungszustand in der Plateauphase gehalten. Diese Technik kann sehr intensives Lustempfinden und starkes Zusammengehörigkeitsgefühl der Sexualpartner hervorrufen.

Kaviar
Kaviar ist ein Synonym für Kot und findet Anwendung im Fetischbereich, bei dem es eine sexuelle Präferenz für den Anblick und die Berührung von Fäkalien gibt.

Koitus
Abgeleitet vom lateinischen „Coitus“ für Zusammengehen und Begattung, ist dies es eine andere Bezeichnung für Geschlechtsverkehr.

Libido
Aus dem lateinischen „libido“ für Begehren und Begierde. Dieser Begriff bezeichnet das sexuelle Verlangen, die Lust auf Sexualität.

Liebeskugeln
Auch Lustkugeln genannt, sind sie ein Sexspielzeug mit zwei zusammenhängenden Hohlkugeln, in denen sich Gewichte befinden. Nach dem Einführen in die Vagina vibrieren und stimulieren sie bei jeder Bewegung.

Lovetoys
Englisches Wort für Sexspielzeug, beinhaltet z. B. Dildos, Vibratoren, Liebeskugeln, Ringe und vieles mehr.

Lubrikation
Als Lubrikation (aus dem Lateinischem von „lubricare“ für „schlüpfrig machen“) wird der Austritt von Gleitflüssigkeit, des sogenannten Scheidensekrets, aus den Sexualdrüsen der Frau oder dem Penis des Mannes, bei sexueller Erregung bezeichnet. Die Lubrikation tritt während einer starken

Erregungsphase auf und erleichtert beim Geschlechtsakt das Eindringen des Penis.

Masochismus/Masochistisch

Hier empfindet jemand Lust, wenn er von seinem Sexualpartner unterdrückt und gequält wird. Das Gegenteil davon ist der Sadismus (siehe Seite 170).

Masturbieren/Masturbation

Die Masturbation wird auch Selbstbefriedigung oder Onanieren genannt. Darunter wird eine, meist manuelle, Stimulation der eigenen Geschlechtsorgane verstanden, die in der Regel zum Orgasmus führt. Dabei können auch diverse Hilfsmittel zum Einsatz kommen.

Ménage à Trois

Auch Ménage-à-trois geschrieben (französisch für Dreierverhältnis) benennt den Geschlechtsverkehr zu dritt (kurz: Dreier). Dabei können sich sowohl zwei Frauen mit einem Mann als auch ein Mann mit zwei Frauen zusammen vergnügen (siehe auch „Dreier").

MILF

Die englische Abkürzung „MILF" bedeutet „Mother I'd Like To Fuck" (aus dem Englischen wörtlich übersetzt: „Mutter, die ich gerne ficken würde"). Der Begriff stammt aus dem Pornogewerbe und ist ein umgangssprachlicher, vulgärer Ausdruck für sexuell anziehende und attraktive Frauen mittleren Alters bis etwa 50 Jahre, die aus der Sicht meist junger Männer eine attraktive Sexualpartnerin darstellen.

Für Frauen über 50 existiert der Ausdruck GILF (Grandmother/Granny I'd Like To Fuck).

Mongolisch
Hierbei wird das männliche Glied zur Stimulans zwischen den Pobacken bewegt, aber nicht in den Anus eingeführt.

Monogamie
Eine lebenslang andauernde sexuelle Beziehung mit nur einem einzigen Partner, also zwischen zwei Menschen, die sexuelle Kontakte nur miteinander pflegen, sich also treu sind.

Multipler Orgasmus
Bezeichnung für mehrere aufeinanderfolgende Orgasmen. Er kann nur von Frauen erlebt werden.

Nymphomanie
Abgeleitet vom altgriechischen „nýmphē" (Braut) sowie „manía" (Wahnsinn, Raserei), haben herbei Frauen ein gesteigertes Verlangen nach Sex. Von Nymphomanie spricht man in der Regel jedoch nur, wenn der Wunsch nach Sexualität mit Promiskuität, also häufigem Partnerwechsel, einhergeht. Heute ist der Begriff „Sexsucht" gebräuchlicher.

Onanieren/Onanie
Onanieren meint Selbstbefriedigung oder Masturbieren (siehe auch dort). Bei Männern spricht man oft von „Wichsen" oder „sich einen runter holen".

One-Night-Stand
One-Night-Stand heißt locker übersetzt: „Abenteuer für eine Nacht“. Gemeint ist damit ein einmaliges Sexerlebnis mit einer Person, die man kaum kennt und ohne die Absicht, eine emotionale oder längere Beziehung einzugehen.

Oralsex/Oralverkehr
Stimulation der Geschlechtsteile des Partners mit dem Mund, der Zunge und der Lippen.

Orgasmus
Aus dem Altgriechischen für „heftige Erregung und heftiges Verlangen“. Bezeichnet den Höhepunkt der sexuellen Lust mit dem anschließenden Gefühl einer befriedigenden Entspannung. Beim Mann geht der Orgasmus meist mit einem Samenerguss einher, bei der Frau mit einem rhythmischen Zusammenziehen der Scheidenmuskulatur. Da ein Orgasmus von jedem Menschen anders erlebt wird, ist das Gefühl schwer zu umschreiben.

Östrogen
Östrogene sind weibliche Geschlechtshormone. Sie werden in den Eierstöcken gebildet und beeinflussen das Wachstum der Geschlechtsorgane sowie die Achsel- und Schambehaarung und den Monatszyklus der Frau (siehe auch Gestagen Seite 162).

Paraphilie
Ausgefallene sexuelle Neigungen, die von der Norm abweichen. Viele dieser Vorlieben werden als psychische Störung eingeordnet, wie z. B. Exhibitionismus oder Pädophilie.

Pädophil/Pädophilie
Abgeleitet vom griechischen „pais“ (Kind) und „philia“ (Freundschaft), bezeichnet man erwachsene Menschen, deren sexuelles Interesse sich auf Kinder oder Jugendliche richtet, als pädophil. Pädophilie ist strafbar, und die Täter sind gesellschaftlich ausgegrenzt.

Pervers/Perversion
Abgeleitet aus dem lateinischen „perversio“ (Verdrehung, Umkehrung), versteht man darunter die Abweichung vom Normalen. Hauptsächlich verwendet man bei uns die Bezeichnung für Menschen, die als sexuell „krank“ gelten.

Platonische Liebe
Steht für eine Liebe zwischen zwei Menschen ohne Sexualität. Der Begriff ist auf den griechischen Philosophen Plato zurückzuführen, der diesen Zustand als eine tiefe seelische Zuneigung ohne gleichzeitiges körperliches Verlangen zwischen zwei Menschen beschrieben hat.

Promisk/Promiskuität
Aus dem Lateinischen abgeleitet von „promiscuus“ (gemeinsam) und „promiscēre“ (vorher mischen). Man versteht darunter Sex mit häufig wechselnden Partnern oder mehrere gleichzeitig bestehende sexuelle Beziehungen. Wer so lebt, verhält sich „promisk“, was auch für „sexuell freizügig“ oder „offenherzig“ steht.

Russisch
Sex-Praktik, bei der der Anus des Partners mit einem ölbenetzten Finger stimuliert wird.

Quickie
Aus dem englischen „quick" (schnell) abgeleitet, meint dieser Begriff einen kurzen, oft spontanen Geschlechtsverkehr ohne Vorspiel.

Sadistisch/Sadismus
Hierbei werden Erregung und Lust erlebt, wenn man den Sexualpartner beherrscht, demütigt und/oder ihm Schmerzen zufügt. Ein Mensch mit dieser Vorliebe ist ein Sadist. Das Gegenstück zu diesem Begriff ist der Masochismus (siehe Seite 166). Sadismus kann Teil eines lustvollen Spiels zwischen zwei Leuten sein, wenn beide einverstanden sind. Solche Sex-Spiele nennt man Sadomasochismus oder abgekürzt SM, international bekannt geworden durch den 2014 erschienenen Bestseller „Fifty Shades of Grey".

Safer Sex
Vorsichtsmaßnahme, bei der die Partner darauf bedacht sind, sich möglichst gut vor sexuell übertragbaren Infektionen zu schützen. Grundregeln sind dabei: a) immer Präservative (oder ein Femidom, siehe Seite 160) verwenden, b) kein Sperma in den Mund nehmen oder schlucken, c) Kontakt mit Blut/Menstruationsblut vermeiden.

Slow Sex
Hierbei stehen Liebe, Zärtlichkeit und die Vereinigung mit dem Partner im Vordergrund. Triebbefriedigung und ein schneller Orgasmus sind sekundär.

Sodomie
Neigung zu sexuellen Handlungen an Tieren.

Stellung 69
Die Partner liegen so nebeneinander oder aufeinander, dass beide gleichzeitig die Geschlechtsorgane des anderen mit Mund und Zunge berühren und liebkosen können.

Swingerclub
Ein Sexclub, in dem sich Menschen treffen, um miteinander Sex zu haben. Dabei ist alles möglich: zu zweit, mit Partnertausch oder Gruppensex. Oft sind hier auch Voyeure oder Exhibitionisten anwesend.

Telefonsex
Die Partner schildern sich ihre erotischen Fantasien, um sich gegenseitig zu erregen. In der Regel wird der Geschlechtsverkehr „nacherzählt".

Thailändisch
Ein Partner massiert den anderen mit seinem gesamten Körper.

Testosteron
Das männliche Geschlechtshormon, das in den Hoden produziert wird. Testosteron ist unter anderem zuständig für die Ausbildung der männlichen Geschlechtsorgane und der sekundären Geschlechtsmerkmale, wie der Scham- und Achselbehaarung.

Triole
Als Triole, umgangssprachlich auch Dreier, bezeichnet man den Geschlechtsverkehr zu dritt. Das gilt sowohl für Sex von zwei Frauen mit einem Mann als auch von einem Mann mit zwei Frauen (siehe auch „Ménage à Trois" oder „Dreier").

Voyeur/Voyeurismus

Abgeleitet aus dem Französischen von „voir“ (sehen) und „voyeur“ (Seher) wird ein Voyeur, umgangssprachlich auch „Spanner“ genannt, durch das meist heimliche Ansehen von entkleideten oder nackten Menschen oder durch das Beobachten sexueller Handlungen, erregt. Das Gegenstück zum Voyeurismus ist der Exhibitionismus (siehe Seite 160). Wissen Betrachter und sexuell Ausführende voneinander, spricht man von Candaulismus.

Wiener Auster

Hierbei verschränkt die auf dem Rücken liegende Frau ihre Beine hinter dem Kopf ihres Partners. Durch das Körpergewicht verspürt der Mann einen verstärkten Druck auf seinen Penis, was die Lust steigert.

YouPorn

Eine der beliebtesten Seiten im World Wide Web. Diese Internetplattform bietet nach dem Vorbild des Videoportals YouTube pornografische Videos zum kostenfreien Austausch. Hier findet man neben Amateurclips auch Profi-Pornofilme.

Bibliografische Information der Deutschen Nationalbibliothek
Die Deutsche Nationalbibliothek verzeichnet diese Publikation in der Deutschen Nationalbibliografie; detaillierte bibliografische Daten sind im Internet über http://dnb.de abrufbar.

ISBN 978-3-86910-509-3 (Print)
ISBN 978-3-86910-540-6 (PDF)
ISBN 978-3-86910-541-3 (EPUB)

Die Autorin: Andrea Micus ist freiberufliche Journalistin und Buchautorin und schreibt seit vielen Jahren für auflagenstarke Frauenzeitschriften mit den Themenschwerpunkten Frauen, Familie und Partnerschaft. Sie verbindet unterhaltsam und verständlich aktuelle Erkenntnisse mit leicht umsetzbaren Tipps.

3. Auflage

Die Ratgebermarke der Schlütersche Fachmedien GmbH
Hans-Böckler-Allee 7, 30173 Hannover
www.humboldt.de
buchvertrieb@schluetersche.de
www.schluetersche.de

Gedruckt mit mineralölfrei hergestellten Druckfarben und Strom aus erneuerbaren Energien. Die eingesetzten Klebe- und Bindestoffe entsprechen den derzeitigen Umweltstandards, die vom RAL Institut für Gütesicherung und Kennzeichnung geprüft wurden.
Gedruckt mit mineralölfrei hergestellten Druckfarben und Strom aus erneuerbaren Energien. Die eingesetzten Klebe- und Bindestoffe entsprechen den derzeitigen Umweltstandards, die vom RAL Institut für Gütesicherung und Kennzeichnung geprüft wurden.

Lektorat: Esther Gabler, Steinenbronn
Covergestaltung: Kerker + Baum, Hannover
Coverfoto: LWA/Dann Tardif – gettyimages
Satz: PER MEDIEN & MARKETING GmbH, Braunschweig
Druck und Bindung: Salzland Druck GmbH & Co. KG, Staßfurt